Prêterre

es Dents

(1878)

69
1878.

LES DENTS

TRAITÉ PRATIQUE

DES

MALADIES DE CES ORGANES

LES DENTS

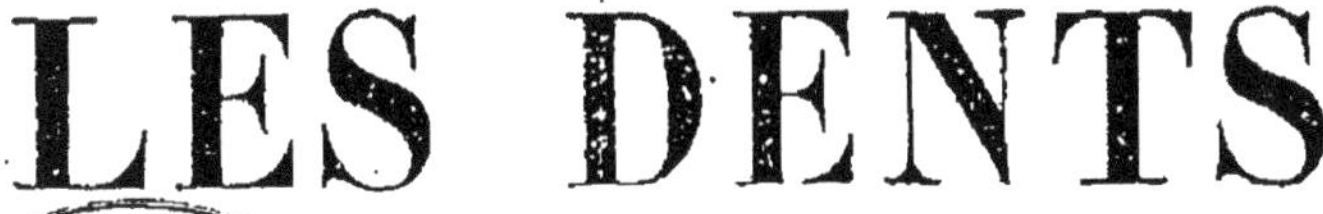

TRAITÉ PRATIQUE

DES

MALADIES DE CES ORGANES

DENTITION. — HYGIÈNE DES DENTS.

MOYENS D'ASSURER LEUR CONSERVATION. — POUDRES ET ÉLIXIRS DENTIFRICES.

NÉVRALGIE DENTAIRE. — MALADIES DES DENTS. — CARIE.

DÉCHAUSSEMENT. — ÉBRANLEMENT.

MALADIES DES GENCIVES. — EXTRACTION DES DENTS SANS DOULEUR.

DENTS ET RATELIERS ARTIFICIELS. — DIVISIONS PALATINES.

RESTAURATIONS BUCCALES, ETC., ETC.

PAR

A. PRÉTERRE

CHIRURGIEN DENTISTE DES HOPITAUX CIVILS ET MILITAIRES

LAURÉAT DE LA FACULTÉ DE MÉDECINE DE PARIS

Rédacteur en chef de *L'Art dentaire*, etc.

Pas de dents, pas de santé!

11e édition, entièrement refondue, considérablement augmentée
et illustrée de 109 gravures

PARIS

CHEZ L'AUTEUR

29, boulevard des Italiens, 29

ET A LA SUCCURSALE DE SA MAISON, 8, PLACE MASSÉNA, A NICE

PRINCIPAUX OUVRAGES DE M. PRÉTERRE

DE L'EMPLOI DU PROTOXYDE D'AZOTE pour extraire les dents et pratiquer les opérations chirurgicales sans douleur. In-8°, 5e édition. 1 fr.

RECHERCHES SUR LES PROPRIÉTÉS PHYSIQUES ET PHYSIOLOGIQUES DU PROTOXYDE D'AZOTE LIQUÉFIÉ. In 8°. 1 fr.

TRAITÉ des divisions congénitales ou acquises de la voûte du palais et de son voile. 1 vol. in-8° illustré de 97 gravures. 15 fr.

MUSÉE DES RESTAURATIONS BUCCALES. Un album in-folio illustré de magnifiques planches gravées sur acier d'après nature. 50 fr. (*Sous presse*).

L'ART DENTAIRE. 22 volumes in-8°. 10 fr. le volume. (Cette collection comprend les observations détaillées des maladies confiées à M. Préterre par MM. les médecins et chirurgiens des hôpitaux de France et de l'étranger, et la description illustrée des appareils construits pour les diverses lésions de la bouche.)

*Ces ouvrages se trouvent au bureau de l'*ART DENTAIRE, *29, boulevard des Italiens. — Ils sont expédiés franco en échange d'un mandat ou de timbres-poste français.*

Principales Récompenses décernées à M. Préterre.

MÉDAILLE UNIQUE (PROTHÈSE) 1855
A L'EXPOSITION UNIVERSELLE DE PARIS

GRANDE MÉDAILLE D'HONNEUR 1862
A L'EXPOSITION UNIVERSELLE DE LONDRES

GRAND PRIX DÉCERNÉ EN 1863
PAR LA FACULTÉ DE MÉDECINE DE PARIS

MÉDAILLE D'OR (UNIQUE) 1867
A L'EXPOSITION UNIVERSELLE DE PARIS

MÉDAILLE D'HONNEUR, PARIS, 1871
(SOINS DONNÉS AUX BLESSÉS)

LES HABITANTS DE LA BOUCHE

EXPLICATION DES FIGURES

1. **Leptothrix buccalis,** champignon qu'on rencontre fréquemment dans les dents cariées.

2. **Oidium albicans,** champignon du muguet.

3. **Leptomitus,** champignon.

4. **Vibrio spirilum,** champignon en forme de tire-bouchon.

5. **Volvox.**

6. **Vibrions,** animaux qu'on rencontre dans la bouche des personnes qui ne se nettoient pas les dents.

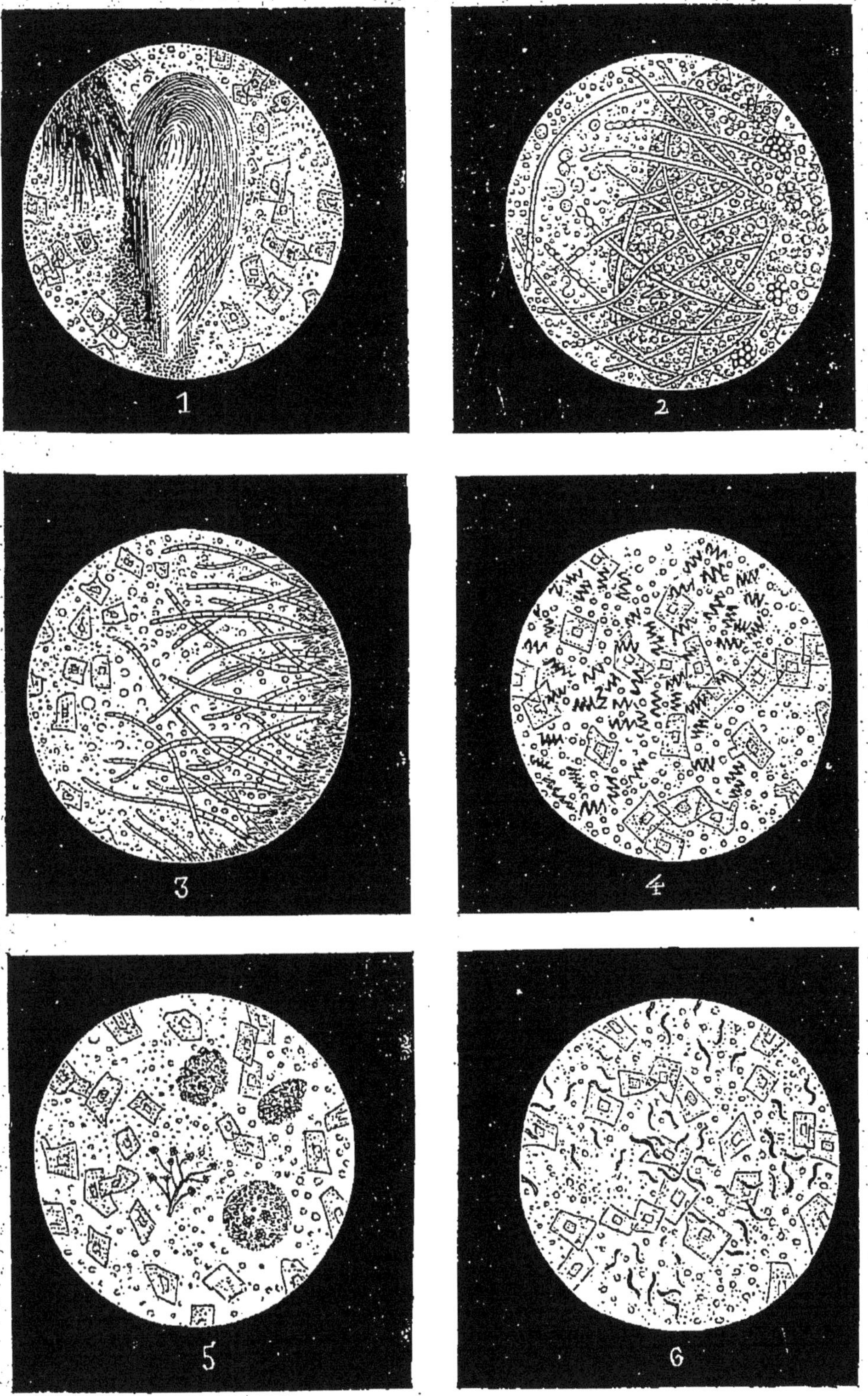

Fig. 1 à 6. — Les habitants de la bouche.

PRÉFACE

La nouvelle édition que nous publions aujourd'hui de notre livre, *Les Dents*, est complètement refondue et a été augmentée de chapitres nouveaux et de gravures nouvelles.

Depuis le jour où, pour la première fois, nous fîmes connaître en France et appliquâmes l'aurification et les pièces à succion, depuis l'époque beaucoup plus récente où nous introduisîmes l'usage journalier du protoxyde d'azote dans tous les cabinets des dentistes, bien des progrès se sont accomplis dans *l'art dentaire*, et on peut dire qu'aucune branche de la chirurgie n'en a fait de plus grands dans un espace de temps plus court.

Nous ne saurions, dans un ouvrage élémentaire, exposer tous les progrès accomplis : beaucoup sont trop techniques pour pouvoir être appréciés du public. Tout le monde a cependant entendu parler des inventions les plus récentes et les plus importantes, telles que le tour à travailler dans la bouche, merveilleuse petite machine, qui exécute, dans la cavité buccale, toute la partie manuelle des opérations les plus délicates, dispense l'opérateur de toute fatigue, et lui laisse, pour diriger l'instrument, toute son intelligence. Tout le monde a entendu parler des dentiers en collodion, qui n'ont pas encore atteint toute la perfection dont ils sont susceptibles, mais qui sont destinés à un brillant avenir. Les perfectionnements apportés dans la construction des dents et des gencives artificielles, des pièces de prothèse, destinées à remédier aux difformités congénitales ou acquises, sont également connues.

Ces perfectionnements divers sont accessibles aux personnes instruites. Mais, ce qui est moins connu, ce qui échappe généralement, ce sont les progrès considérables, mais que leur caractère purement technique sous-trait à toute description, réalisés dans la pratique de l'atelier et du cabinet. Les opérations les plus délicates pratiquées sur les dents, et qu'on n'exécutait que fort rarement autrefois, se pratiquent aujourd'hui d'une façon journalière. Le client veut à tout prix conserver ses dents, et le plus souvent on arrive à le satisfaire. S'il porte un râtelier ou une pièce artificielle quelconque, il veut que le travail exécuté soit si parfait, que l'œil le plus exercé ne puisse le distinguer de la nature, et on réussit à le satisfaire. Il veut se servir de ces objets artificiels sans éprouver plus de gêne que s'il faisait usage d'organes naturels, et, grâce à des merveilles de précision, ses vœux sont encore comblés.

Ce n'est pas sans un travail des plus persévérants et une extrême habileté de la part des dentistes, que de tels résultats peuvent être obtenus ; aussi la tâche de nos confrères exige-t-elle des efforts de plus en plus soutenus et devient-elle de plus en plus ardue. Le public commence à apprécier la différence existant entre le travail exécuté par un homme instruit et celui sortant de la boutique d'un charlatan. Son éducation, qui commence à se faire, se complétera bientôt, et devant ses légitimes exigences, les dentistes ignorants qui pullulent aujourd'hui seront obligés de disparaître.

Le mouvement qui se fait aujourd'hui en France, et que nous avons contribué à activer depuis vingt-cinq ans, par nos travaux, nos livres, nos expositions, notre journal, nous continuerons à l'entretenir encore. Tous les procédés nouveaux, toutes les recherches nouvelles continueront à être expérimentés dans nos ateliers, et le public bénéficiera des résultats sans cesse accrus de notre expérience. Les succès qui ont couronné nos efforts, les récompenses de sociétés savantes, la vogue du public, n'ont fait qu'exciter notre zèle.

Il y a vingt ans que nous avons écrit sur notre journal : Ne pas avancer, c'est reculer; c'est une devise à laquelle nous sommes resté et resterons toujours fidèle.

A. PRÉTERRE.

INTRODUCTION

L'instruction dentaire en France
et en Amérique.

L'influence considérable que l'état des dents exerce sur la santé est généralement méconnue. Peu de personnes se rendent compte que, sans ces organes, il est impossible de bien digérer, ni de parler correctement. On ignore généralement aussi les ressources que l'on possède pour arrêter les progrès de leurs maladies.

On n'hésite pas à consulter un médecin pour l'indisposition la plus légère, et ce n'est qu'avec la répugnance la plus grande et lorsqu'on y est forcé par la douleur, qu'on se décide à aller chez le dentiste. Il arrive souvent alors qu'il est trop tard et que, quel que soit le talent du praticien auquel on s'adresse, il ne peut que pratiquer des opérations douloureuses et présentant peu de chances de succès, en raison des conditions défavorables dans lesquelles elles sont exécutées. Si, comme cela se pratique aux Etats-Unis, on se faisait examiner la bouche par un dentiste au moins une fois tous les six mois, et cela dès l'enfance, on éviterait bien des douleurs et l'on ne se verrait pas forcé de sacrifier un à un, au détriment de la santé et de la beauté, des organes aussi précieux!

Une pratique déjà bien longue nous permet d'affirmer que s'il n'est pas d'organes plus facilement altérables que les dents, il n'en est pas non plus qui soient susceptibles d'une plus longue conservation lorsqu'on leur donne les soins nécessaires.

Les ressources nombreuses que la science offre au dentiste pour prévenir et guérir les diverses affections des dents sont malheureusement, faute d'études spéciales suffisantes, ignorées de la plupart des personnes qui exercent cette profession.

Il est profondément regrettable qu'aucun moyen d'acquérir une instruction méthodique n'existe en France pour celui qui se destine à la profession de dentiste. Il n'y a, en effet, dans les Facultés françaises aucune chaire spéciale, tandis que dans quelques villes d'Europe et dans les plus importantes de celles des Etats-Unis d'Amérique fonctionnent des colléges spéciaux (1), formés sur le modèle des écoles de médecine de l'ancien continent. Les principaux sont ceux de New-York, Philadelphie, Baltimore, Cincinnati, Nouvelle-Orléans, Boston, Saint-Louis, etc. La jeunesse y vient étudier les branches si variées de la science dentaire, et recevoir, après des examens sérieux, le diplôme de chirurgien-dentiste, qui assure au titulaire une place distinguée parmi les professions libérales.

Quand un étudiant dentiste a suivi pendant plusieurs années tous les cours d'une Faculté, quand, après avoir mérité et acquis son diplôme, il va exercer son art, il présente toutes les garanties de science et d'habileté, et c'est en toute confiance et sécurité qu'on peut s'adresser à lui.

Dans plusieurs villes importantes de l'Amérique paraissent des journaux savamment rédigés et des livres sérieusement écrits, exclusivement consacrés à l'art du dentiste. Toutes les découvertes, toutes

---

(1) Chaque Faculté américaine de dentistes a sept à huit chaires différentes :

1º Une de physiologie et de chirurgie dentaires ;
2º Une d'anatomie générale ;
3º Une de chirurgie et de métallurgie ;
4º Deux de mécanique dentaire ;
5º Une de dissection ;
6º Une d'anatomie descriptive ;
7º Une d'hygiène et de thérapeutique spéciales ;
8º Une de pathologie dentaire.

les inventions y sont examinées et discutées avec soin. Dans la plupart des villes, les dentistes forment entre eux des sociétés et se réunissent fréquemment pour se communiquer leurs observations sur l'art et discuter les procédés nouveaux. Les travaux de ces réunions périodiques sont ensuite examinés dans des congrès annuels qui ont lieu tour à tour au siége d'une des Facultés. Ces grandes assemblées déduisent, des comptes-rendus qui leur sont faits, des conclusions fécondes pour les progrès de l'art.

Telles sont les causes de la supériorité réelle et incontestée des dentistes américains.

Quatre-vingt-dix-neuf fois sur cent un dentiste américain a pour lui le savoir et l'habileté. En Amérique, un dentiste qui ne posséderait pas ces deux qualités serait bien vite obligé de renoncer à exercer sa profession. Le client américain a trop d'expérience et par suite est trop exigeant pour se contenter d'un travail à moitié réussi. Le moindre village des Etats-Unis possède un ou plusieurs dentistes aussi habiles que ceux des grandes villes et toujours exercés par une nombreuse clientèle.

Tout concourt, du reste, à entretenir chez le dentiste américain l'amour de l'étude et à lui rendre la routine impossible, tout concourt également, sur une bien autre échelle qu'en France, où quelques citadins aisés, seuls, s'occupent de leurs dents, à mûrir son expérience et à donner à sa main une grande dextérité. Les climats du Nouveau-Monde et la nature de ses eaux ont sur les dents une influence pernicieuse. Les Américains doivent avoir un soin particulier de leur bouche; ils ont *tous* recours au dentiste; dès le bas âge ils suivent un traitement préservatif. Pour eux, les dents ont un prix inestimable : ce sont les organes indispensables de la prononciation, de la mastication et de la beauté.

A quelle source en France le dentiste peut-il acquérir une instruction spéciale, entretenir et agrandir ses connaissances? Quels sont ses moyens d'émulation? Les Facultés de médecine restent à l'égard de l'art dentaire dans l'indifférence la plus complète. Le plus habile de nos docteurs est forcé d'avouer qu'il serait fort embarrassé pour aurifier une dent, et tout à fait incapable de mener à bien la moindre opération de prothèse. Les médecins qui veulent se faire dentistes doivent se résigner, hélas ! à devenir ouvriers dans un atelier, quand ils peuvent en trouver un, et à se façonner au système de la routine; et quand songent-ils à embrasser cette nouvelle profession? lorsque déjà ils ont échoué dans la leur; lorsque souvent ils sont déjà dans un âge avancé.

Pas de chaire dans les Facultés pour l'instruction

1.

médicale et chirurgicale des dentistes ; pas de réunions, de sociétés où les lumières soient mises en commun et où l'intelligence et les travaux de l'un profitent à l'autre ; un nombre infiniment restreint de publications sérieuses relatives à la profession, tel est donc le bilan de la situation en France. La revue mensuelle, *L'Art dentaire*, fondée par nous, est encore le seul journal où les dentistes puissent s'initier aux progrès journellement accomplis dans les différentes branches de notre profession.

La façon dont on devient dentiste en France est beaucoup plus simple que ne pourraient le supposer les gens naïfs qui ont consenti à passer 7 ou 8 ans de leur vie dans les Facultés dentaires de l'Amérique, pour s'initier à toutes les parties de la profession. Rien n'est plus économique ni plus rapide. Vous achetez une clef de Garengeot, de six francs, vous la placez dans la bouche des gens qui se plaignent de douleurs de dent, et vous imprimez un mouvement de rotation. La dent vient ou ne vient pas. Si elle vient, le client est content et il paie, si elle ne vient pas, il n'est pas content. Mais alors vous tordez un peu plus fort, et, comme il vient toujours quelque chose, fragment de dent et parfois même de mâchoire, à moins d'avoir affaire à un client difficile, vous arrivez à le satisfaire, et, comme dans le cas précédent, il paie toujours. Après avoir ainsi charcuté les mâchoires pendant une dizaine d'années, vous passez pour l'homme le plus habile de la localité. Si, à votre talent d'arracheur, vous joignez celui de plomber avec n'importe quoi les dents cariées, on vous fait venir de dix lieues à la ronde et vous êtes qualifié du titre de dentiste *à l'instar* de Paris. Qualification fondée, du reste, car il ne manque pas de dentistes à Paris qui n'en savent pas beaucoup plus long.

L'ouvrage dont nous publions aujourd'hui une nouvelle édition est destiné à vulgariser (1) les connaissances relatives à l'art du dentiste.

Nous avons pensé qu'il serait bon de mettre à la portée de tous des connaissances dont l'utilité est aussi incontestable que méconnue. Le succès obtenu par les premières éditions de ce travail prouve qu'il répondait à un besoin. Nous n'avons rien négligé pour le rendre digne de la bienveillance avec laquelle il a été accueilli. Nous l'avons revu et corrigé avec le plus grand soin, nous y avons ajouté plusieurs chapitres importants, et nous avons intercalé dans le texte de nombreuses gravures.

---

(1) Nous disons vulgariser, car ce livre est plutôt écrit pour les gens du monde que pour les médecins et les dentistes, bien que nous pensions que ces derniers puissent y puiser plus d'un renseignement utile. Cet ouvrage n'est en réalité que le résumé d'un grand traité de prothèse et de chirurgie dentaires, auquel nous travaillons depuis plusieurs années.

CHAPITRE PREMIER

Influence de l'état des dents sur la santé.

Avant d'aborder l'étude des dents et de leurs maladies, nous croyons nécessaire de dire quelques mots de leur utilité.

La durée de la vie humaine est en raison du degré de perfection avec lequel s'exécutent les différentes fonctions du corps. De toutes ces fonctions, l'une des plus importantes est assurément la digestion ; car, aussitôt qu'elle est arrêtée ou qu'elle se fait imparfaitement, toutes les autres s'interrompent bientôt ou s'exécutent d'une façon incomplète.

Pour que la digestion se fasse régulièrement, il faut que les aliments soient rendus parfaitement assimilables, et pour cela il faut qu'ils aient été complètement broyés.

« Certaines parties végétales, dit le savant physiologiste Bérard, résistent complètement à l'action des sucs de l'estomac et du tube digestif. Or, si ces parties servent d'enveloppe à des principes nutritifs, il faut qu'elles soient entamées pour que ceux-ci soient digérés. Si une lentille, un haricot, un pois, voire même un grain de raisin, n'ont pas reçu un coup de dent ou n'ont pas été écrasés dans la bouche, ils traversent tout le tube digestif sans être attaqués, de sorte que la fécule et les principes azotés qu'ils renferment, n'ayant point subi l'action des sucs digestifs, sont perdus pour la nutrition. »

« Cet acte préparatoire est tellement important, écrit M. Oudet, qu'il ne saurait s'exercer incomplètement sans que des dérangements plus ou moins grands ne surviennent dans les fonctions digestives. Si, dans l'état de santé, cette influence se fait si souvent sentir, que sera-ce donc lorsque l'estomac ou les intestins seront le siége de quelque altération? Les substances alimentaires parvenant à ces organes, sans avoir reçu dans la bouche les modifications nécessaires, excitent, de leur part, un surcroît d'activité qui augmente nécessairement leur état morbide; je ne saurais donc trop appeler l'attention des médecins sur la nécessité de prendre en grande considération la manière dont s'accomplit la mastication chez les personnes atteintes d'affections des voies digestives. *Il me serait facile de citer plus de soixante observations de maladies de l'estomac ou de l'intestin qui auraient résisté longtemps aux secours de la médecine et que j'ai vues diminuer très sensiblement ou cesser entièrement par l'application d'un dentier qui permettait aux malades de pouvoir mâcher convenablement leurs aliments. »*

Les expériences de Réaumur ont démontré, depuis longtemps, que les aliments ne pouvaient être digérés qu'après avoir été parfaitement broyés. Il fit avaler à des moutons des tubes remplis d'herbe imbibée de salive. La trituration seule manquait à cet aliment, et cependant, deux jours après son ingestion, il n'avait encore subi aucune modification. Spallanzani rendit cette expérience encore plus concluante : il fit avaler à un mouton des tubes contenant les uns de l'herbe mâchée, les autres de l'herbe entière. L'herbe mâchée fut seule digérée, celle qui ne l'avait pas été resta intacte.

On peut affirmer, sans crainte d'être démenti par les faits, que les trois quarts des affections de l'estomac résultent d'une mastication insuffisante des aliments. « Tout individu qui mâche incomplète-
« ment par suite du mauvais état des dents ou de
« la muqueuse buccale, ou par suite de précipita-
« tion, dit le docteur Durand-Fardel, dans un Mé-
« moire présenté à la Société d'hydrologie, est à
« peu près infailliblement dyspepsique. »

Cette opinion est celle, du reste, de tous les auteurs qui ont écrit sur cette question ; elle se trouve formulée notamment dans un travail tout récent de M. le professeur Mialhe sur *la Dyspepsie par cause de mastication insuffisante.* Bien souvent on traite les individus atteints de ces maladies par tous les moyens possibles et sans succès. Si l'on cherchait à remonter à la cause du mal, on la trouverait dans l'état des dents, et il serait facile alors d'y remédier.

C'est là une vérité bien souvent méconnue et sur laquelle on ne saurait trop insister. A tout âge, surtout pendant la vieillesse, les dents sont indispensables pour faciliter, par la trituration des aliments, les fonctions de l'estomac devenu plus paresseux, et éviter les infirmités qu'entraîne une mauvaise digestion. Que de fois cette phrase : *Je n'ai plus besoin de dents parce que je suis vieux,* a déjà sonné à nos oreilles ! A ceux qui nous tiennent ce raisonnement nous répondons toujours : Vous avez besoin de dents précisément parce que vous êtes vieux. Si vous ne pouvez plus mâcher à un âge où vous avez absolument besoin de réparer vos forces, tout le cortége d'infirmités qui poursuivent les malheureux dont l'estomac fonctionne mal vous attend.

L'*Union médicale* contenait, il y a quelques années, le récit d'un fait observé par M. le professeur Gueneau de Mussy et qui vient tout à fait à l'appui de ce qui précède. Il s'agit d'un vieillard entré à l'hôpital dans un état véritablement squelettique, et se plaignant d'une diarrhée dont le début remontait à douze ans. Cet homme avait tout l'aspect d'un phthisique parvenu au dernier terme de la cachexie. La poitrine et le ventre n'offraient cependant aucun signe de tuberculisation. A la visite, on trouva qu'il avait les gencives fongueuses, noirâtres, et que, pour toutes dents, il ne lui restait que des chicots entourés d'abcès. On les enleva; on toucha les gencives avec la teinture d'iode; on donna le sous-nitrate de bismuth à l'intérieur, et le malade guérit au bout de trois ou quatre semaines.

Les faits de cette nature ne sont pas rares, et, chaque jour, nous sommes à même de les observer. Que de maladies de l'estomac ou d'affections nerveuses, de névralgies cruelles dues à des digestions imparfaites résultant du mauvais état des dents, et auxquelles un dentiste habile saura facilement remédier !

Les dents jouent un rôle non moins important dans l'articulation des mots que dans la mastication des aliments. Leur perte entraîne l'aplatissement, et, par suite, le manque de sonorité de la voûte palatine, rend la prononciation difficile en même temps qu'elle détruit complètement la beauté du visage. Telle est la cause qui rend difficile l'articulation des mots chez les vieillards. On a depuis longtemps remarqué qu'un individu dont la voûte palatine est trop aplatie ne peut jamais être un brillant orateur.

Ce qui précède démontre d'une façon rigoureuse l'utilité des dents et la nécessité de tout faire pour conserver ces précieux organes.

Beaucoup de personnes cependant considèrent comme insignifiante la perte d'une dent, sans se douter que cet accident entraîne souvent le déplacement de toute une arcade dentaire. Les dents restantes chevauchent alors l'une sur l'autre et quelquefois s'ébranlent au point de tomber. Dès qu'on a perdu une, et à plus forte raison plusieurs dents, il faut immédiatement se faire examiner la bouche par un dentiste assez instruit pour voir si les dents restantes ont besoin d'être maintenues par des dents artificielles, ou si cela est inutile. Car, si une dent artificielle est le plus souvent indispensable ou simplement utile, elle peut quelquefois être nuisible. Dans tous les cas la perte d'une dent est un avertissement d'avoir à mieux soigner les autres, à les faire aurifier si elles sont gâtées, à les faire nettoyer si elles sont enduites de tartre. Généralement, une dent cariée est rarement seule atteinte, et mieux vaut prévenir que guérir.

Parmi les causes les plus fréquentes de la perte des dents, on peut citer au premier rang l'absence des soins qu'elles devraient recevoir pendant l'enfance, c'est-à-dire précisément à l'époque de la vie où ils seraient le plus indispensables. Il est triste de voir des enfants, à peine sortis de pension, ne plus posséder que des dents à moitié gâtées, impropres à remplir leurs fonctions, non seulement défigurés, mais encore condamnés à de douloureuses affections de l'estomac par la plus profonde imprévoyance.

Pourrait-il en être autrement? Evidemment oui, puisque nous n'observons rien de pareil en Amérique où, ainsi que nous l'avons bien souvent répété, les dents sont, à tous les âges de la vie, l'objet des soins les plus assidus, et où de nombreux dentistes sont attachés spécialement à toutes les maisons d'éducation. En France, les établissements d'instruction importants ont bien en général un dentiste, mais combien insuffisant est son rôle ? Une heure ou deux tous les quinze jours pour examiner — comme à l'institution de la Légion d'honneur, par exemple, — les dents de trente ou quarante élèves, voilà ce qu'on lui accorde. Dans cette inspection quasi militaire, il doit non seulement voir les affections à traiter, et cela dans des enfants qui, par crainte de la souffrance, se soustraient autant que possible à son examen, mais encore pratiquer les opérations nécessaires. On comprend que, dans des conditions semblables, le meilleur praticicien doit borner son rôle à l'extraction pure et simple des dents ou à des plombages sommaires.

A qui s'en prendre ? Instituteurs, enfants et parents ne se soucient guère du dentiste. Instituteurs et enfants sont dans leur rôle. Les premiers redoutent la dépense ; les seconds, la souffrance. Mais les parents, quelle cause pourraient-ils invoquer autre que leur ignorance ? C'est là sans doute une bien triste excuse, d'autant plus qu'ils n'ont besoin que de se souvenir de cet axiome que nous avons écrit en tête de notre livre : *Pas de dents, pas de santé !*

S'il est nécessaire de soigner ses dents quand elles sont saines, afin de ne pas les perdre, il est indispensable de les traiter quand elles sont malades ; chacun connaît le mal de dents, et il est inutile d'insister sur ce point. Nous dirons seulement qu'une dent malade engendre parfois des maladies telles que des troubles sérieux de la vue et de l'audition, dont on recherche ensuite vainement les causes. Citons-en un exemple tout récent.

M. X... se présente à notre consultation, il souffrait depuis plusieurs années de névralgies dentaires qui avaient altéré sa santé générale et déterminé des troubles dans les organes de la vue et de l'audition qui s'affaiblissaient chaque jour. L'examen attentif de sa bouche nous fit découvrir, au niveau de la gencive recouvrant la racine de la canine droite supérieure, arrachée depuis plusieurs années, une saillie fort sensible. Sur les renseignements donnés par notre client, nous supposâmes que cette racine, brisée pendant l'extraction de la canine, était restée dans l'alvéole et déterminait par sa présence les troubles visuels observés.

Malgré son étonnement et ses doutes, le malade nous autorisa à rechercher la racine dont nous supposions l'existence. Nous débridâmes la gencive et finîmes par trouver dans l'alvéole un fragment mesurant 5 millimètres de longueur à peine, dans son plus grand diamètre, sur lequel se trouvait greffée une poche fibreuse très adhérente de 15 millimètres de longueur sur 2 ou 3 de largeur. Quelques jours après l'opération, notre client avait complètement recouvré l'usage de la vue. Dans un travail sur les affections oculaires les plus graves, telles que la cécité, déterminées par les maladies des dents et que nous avons reproduit dans notre journal *L'Art dentaire*, le docteur Galezowski a cité de nombreux cas analogues.

On voit, par tout ce que nous avons dit dans ce chapitre, quelle influence l'état des dents peut avoir sur la santé, et combien il importe de tout faire pour conserver d'aussi précieux organes. Nous allons montrer, dans la suite de ce travail, qu'il suffit de quelques soins pour obtenir ce résultat.

CHAPITRE II

Influence de l'état des dents sur le caractère.

Nous venons de voir l'influence considérable de
l'état des dents sur la santé; examinons maintenant
rapidement le résultat de leurs maladies sur le ca-
ractère. Ainsi que nous allons le voir, elles exercent
une influence égale sur le physique et le moral.

Traiter d'une façon complète un pareil sujet se-
rait difficile. L'étude de l'influence du physique sur
le moral est peu avancée encore, et depuis l'immor-
tel ouvrage de Cabanais, c'est un sujet que les phy-
siologistes et les philosophes semblent avoir com-
plètement délaissé. On le comprendra facilement,
du reste, en réfléchissant à quel point il doit sem-
bler dur, pour la vanité humaine, d'être obligé de
reconnaître combien de grands effets, que nous
considérons comme résultat de notre volonté libre,
sont souvent, en réalité, le résultat de causes bien
petites. Voltaire, en faisant dire à l'anatomiste Si-
drac que la chaise percée a une influence considé-
rable sur les actions humaines, et que Cromwel,

quand il fit périr son souverain ; Charles IX, quand
il ordonna la Saint-Barthélemy ; Henri III, quand
il fit périr le duc de Guise, n'étaient pas allés à la
selle depuis plusieurs jours, s'exprime en obser-
vateur perspicace autant qu'en physiologiste pro-
fond. « L'homme, comme l'a écrit dans sa *Physio-
logie* le docteur Gustave Le Bon, est un pantin qui
ne voit pas les fils qui le font mouvoir. » Si, en
juillet 1870, la pierre dont devait mourir l'empe-
reur Napoléon eût fait souffrir un peu plus le puis-
sant monarque, la guerre, si imprudemment dé-
clarée, ne l'eût sans doute pas été, et ce simple
caillou du poids de quelques grammes eût écono-
misé à la France deux provinces, dix milliards et
deux cent mille hommes. Quelle disproportion entre
la cause et l'effet dans les actions des hommes !

Si une indisposition produisant un malaise léger,
tel qu'une irritation de la vessie ou une constipation
un peu prolongée, ont autant d'influence sur le
moral, on comprend combien une douleur intense,
térébrante, telle que celle du mal de dents, peut
avoir un effet plus actif. Dans la rage de dents, le
patient perd momentanément toute liberté morale,
et il ne faudrait pas évidemment l'exaspérer long-
temps pour le rendre capable des actions les plus
féroces. Mais, sans envisager le mal de dents à sa
période extrême, et qui, par l'excès de la douleur

même, ne saurait se prolonger bien longtemps,
considérons simplement l'individu dont la mâchoire
est en mauvais état, c'est-à-dire auquel il manque
quelques dents et dont celles restantes sont plus ou
moins cariées ou branlantes. Sans doute, la dou-
leur habituelle est à peu près nulle ; il y a incommo-
dité, mais non souffrance réelle ; cependant, en
réalité, cette incommodité est plus intolérable que
la douleur même. Le malheureux est devant une
table splendidement servie et à laquelle il se promet
de faire honneur ; mais, pendant qu'il savoure le
mets qui lui est offert, il a oublié qu'il ne devait pas
mâcher sur telle ou telle molaire cariée ou déchaus-
sée, et une douleur vive vient lui rappeler cette né-
cessité impérieuse, en lui faisant perdre tout le
plaisir qu'il avait à goûter à un mets délicat. Il dé-
guste un crû de premier choix ; mais le froid con-
tact du liquide sur les dents malades produit une
nouvelle douleur devant laquelle la saveur du breu-
vage disparaît, et comme il sait aussi que le contact
des sucreries réveillerait encore d'autre douleurs,
il laisse passer devant lui, sans y toucher, avec un
soupir, les confiseries de Boissier ou de Siraudin.
Pour utiliser ses loisirs forcés, il essaye de faire
l'aimable avec sa voisine ; mais il sait que sa bouche
n'est pas toujours très parfumée, que s'il écarte un
peu trop les mâchoires, on s'aperçoit qu'elles sont

un peu dégarnies ; aussi, son sourire est-il contraint, sa tournure embarrassée, et ce qu'il dit s'en ressent.

Que ne dirions-nous pas si nous étudiions les effets des mêmes influences chez l'orateur, le ministre, le diplomate, l'écrivain, la femme du monde, etc. ! que d'actions sans cause apparente, de caractères chagrins, d'opinions paradoxales ou féroces, n'ont pas d'autre raison que l'état d'irritation produit par le mauvais état des dents ! et pour les statisticiens de l'avenir, ce sera un assez beau problème que de rechercher combien, parmi les membres de la Commune ou du Comité central, de funeste mémoire, possédaient des râteliers parfaits.

La conséquence la plus habituelle du mauvais état des dents sur le caractère est l'affection désignée sous le nom d'hypocondrie.

Tous les médecins d'aujourd'hui savent que cet état pathologique est le symptôme de maladies fort diverses et non uniquement des affections du foie, comme on le croyait autrefois.

Parmi les maladies susceptibles de produire cet état de malaise, d'abattement, de découragement et de dégoût de l'existence qui constituent l'état pathologique auquel on a donné le nom cité plus haut, nous n'avons vu indiquer nulle part les maladies des dents, et cependant une expérience de trente années nous a démontré qu'elles en constituaient une des causes les plus fréquentes.

Ce n'est pas seulement dans les affections si communes de l'estomac, produites par le mauvais état des dents, que l'hypocondrie s'observe ; on la note encore dans la carie sous toutes ses formes ; les douleurs prolongées qu'elle produit et qui s'exaspèrent sous l'influence des causes les plus légères, finissent par rendre le caractère chagrin, irritable, et dès lors enclin à voir hommes et choses sous leur vilain côté. Voltaire, dans le conte cité plus haut, fait dire à l'anatomiste Sidrac que les gens constipés sont capables des plus grands crimes. Je ne voudrais pas en dire tout à fait autant des personnes qui ont les dents malades. mais il est au moins certain que, si j'avais une cause à défendre devant un tribunal, je souhaiterais vivement pour son succès que les membres qui le composeraient eussent leur mâchoire en bon état.

C'est chez la femme surtout que nous avons observé l'hypocondrie consécutive aux maladies des dents. La paresse, l'insouciance ont fait négliger les soins à donner aux dents, et la carie a fait lentement son œuvre ; bientôt de vives douleurs, qu'on supporte le plus longtemps possible, mais qui aigrissent graduellement le caractère, obligent à avoir recours aux dentistes ; malheureusement il est trop tard, et l'opérateur en est réduit à arracher les dents les plus malades. Mais des dents de moins dans la bouche d'une femme, quelle lacune ! L'idée de porter un râtelier fait horreur, et comme on ne veut pas que les amis, — les amies surtout, — aperçoivent la lacune, il faut composer son sourire de façon que la bouche trop ouverte ne laisse pas deviner que le dentiste a passé par là; ce qui occcasionne nécessairement des efforts de tous les instants. Adieu alors la gaîté, le rire joyeux et sonore des jeunes années ! Cette contrainte perpétuelle de soi-même finit par rendre les meilleures natures chagrines et moroses, et les horizons bleus de la jeunesse se teintent de nuances chaque jour plus sombres. Les amies? toutes perfides ! Les hommes? à quoi bon? Tant que la main barbare du dentiste s'est bornée à pratiquer quelques brèches, il est possible de patienter encore; mais les leçons du passé n'ont guère servi — elle servent si peu aux peuples! pourquoi serviraient-elles aux femmes? — et de nouvelles brèches plus profondes rendent indispensable un jour l'application d'un dentier.

A moins que ce ne soit

> Pour réparer des ans l'irréparable outrage,

une femme ne se décide jamais, sans les plus longues hésitations, à en arriver à cette dure extrémité.

Sans doute le dentier remplacera complètement la nature par son aspect, mais si on allait s'en apercevoir, s'il venait à tomber devant un adorateur. s'il donnait de l'odeur, enfin toute une série de *si*, dont l'ensemble constitue un des plus pénibles cauchemars qui puissent hanter un cerveau féminin! Si j'étais homme de lettres — au lieu d'être un simple dentiste — je voudrais écrire un livre que j'intitulerais :

De l'influence de l'état des dents sur le caractère des femmes en général et sur celui des femmes mariées en particulier.

Bien des gens qui sont à l'Institut y sont entrés avec des bouquins, plus intéressants peut être, mais d'une portée morale assurément moindre que celui dont je viens d'indiquer le cadre.

Le lecteur voit quels horizons nouveaux et inexplorés s'ouvrent devant lui ; mais, dans ces sentiers vierges, nous ne nous aventurerons pas, voulant éviter d'empiéter sur le domaine des philosophes et des historiens qui, du reste, pourraient nous rappeler le mot fameux : *Ne sutor ultra crepidam.*

CHAPITRE III

Anatomie et physiologie des dents.

Les dents sont de petits organes ossiformes qui garnissent le bord des mâchoires. Placées à l'entrée du canal alimentaire, elles ont pour usage principal de broyer et réduire en pâte les aliments avant leur transmission dans l'œsophage et l'estomac.

L'homme adulte possède trente-deux dents, seize à chaque mâchoire ; l'enfant n'en a que vingt.

Chaque dent se compose de trois parties : la couronne, qui fait saillie en dehors et sert à broyer les aliments ; la racine, qui est implantée dans une cavité nommée alvéole ; et le collet, partie rétrécie qui réunit la racine à la couronne.

On divise les dents en trois classes : *incisives*, *canines* et *molaires*. Ces dernières sont subdivisées elles-mêmes en grosses et petites molaires.

Incisives. — Placées à la partie antérieure des mâchoires, elles sont au nombre de huit, quatre en haut et quatre en bas. Elles n'ont qu'une racine simple aplatie latéralement. Leur base est tranchante, de façon à pouvoir couper les aliments.

Canines. — Les canines, au nombre de deux pour chaque mâchoire, sont placées à côté des incisives et en dehors. Comme ces dernières, elles n'ont qu'une racine aplatie latéralement, mais beaucoup plus grosse et plus longue. L'extrémité des canines n'est pas coupante, mais taillée en pointe, afin qu'elles puissent déchirer les aliments.

Molaires. — Placées à côté des canines et en dehors, les molaires sont au nombre de vingt, dix pour chaque mâchoire ; elles servent à broyer les aliments ; on les divise en grosses et petites molaires.

Les petites molaires, nommées aussi *bicuspidées*, sont au nombre de huit ; leur couronne présente deux tubercules conoïdes séparés par une rainure ; leur racine paraît simple, mais elle est double en réalité, ainsi que le démontre le sillon longitudinal profond qu'elles présentent.

Les grosses molaires ou *multicuspidées* sont au nombre de douze ; elle sont placées au fond de la bouche ; leur couronne est garnie de plusieurs tubercules séparés par de profondes rainures ; elles ont plusieurs racines. Les molaires supérieures en ont généralement trois, les inférieures deux. La dernière des grosses molaires, appelée dent de sagesse, parce qu'elle pousse très tard, n'a souvent, en apparence, qu'une racine formant quelquefois un crochet.

2.

Fig. 1. — Coupe verticale d'une dent molaire et de son alvéole.

Fig. 2. — Coupe verticale d'une dent incisive de la mâchoire supérieure sans son alvéole.

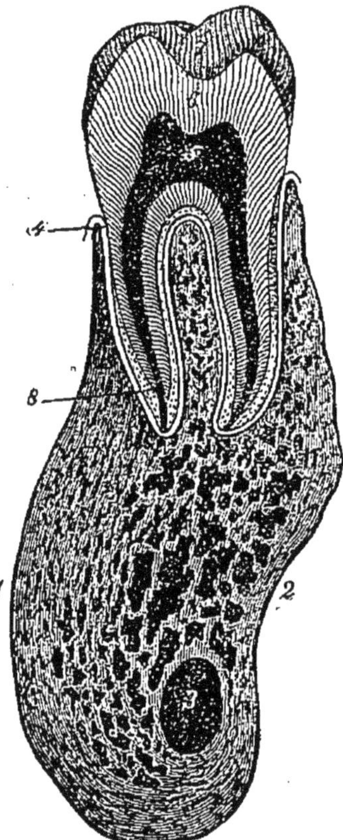

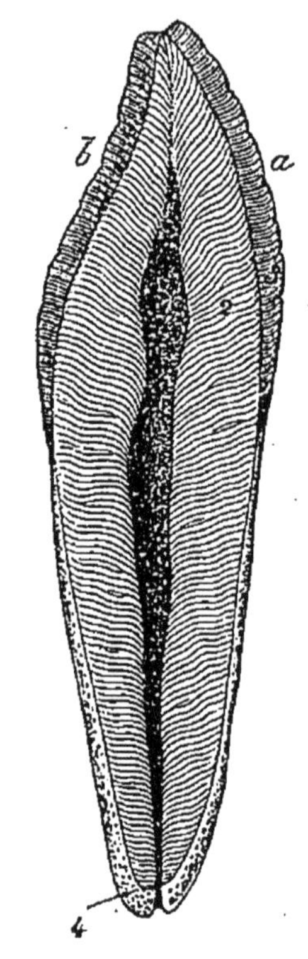

1, 2, coupe du maxillaire ; 3, canal de l'alvéole ; 4, périoste alvéolo-dentaire ; 5, cavité de la dent ; 6, ivoire ; 7, émail ; 8, cément de la racine.

a, face antérieure de la couronne ; b, face postérieure ; 1, cavité de la dent ; 2, ivoire et canalicules dentaires ; 3, émail ; 4, cément.

Ces deux gravures sont extraites de l'ouvrage *La Vie*, traité de physiologie humaine, par le docteur Gustave Le Bon, 1 vol. gr. in-8, orné de 330 magnifiques gravures, chez Rothschild, 13, rue des Saints-Pères ; 15 fr. Nous ne saurions trop recommander ce livre à nos confrères.

Structure des dents. — Les dents se composent d'une partie molle et d'une partie dure; la partie molle est formée par la pulpe dentaire; la partie dure par l'émail, l'ivoire et le cément. La couronne se compose d'ivoire, et est recouverte par l'émail. La racine se compose également d'ivoire, mais elle est recouverte par le cément qui, lui-même, est recouvert d'une membrane mince nommée *périoste alvéolo-dentaire*, analogue à celle qui recouvre tous les os.

Pulpe dentaire. — La pulpe ou bulbe dentaire est une substance molle rougeâtre, composée d'une trame fibreuse et de matière amorphe, parcourue par un grand nombre de ramifications veineuses, artérielles et nerveuses. Elle est renfermée dans la cavité dentaire et rattachée au périoste alvéolo-dentaire par un pédicule mince traversant le canal de la racine. C'est par ce pédicule que pénètrent les vaisseaux nourriciers de cet organe.

Email. — L'émail est la partie la plus extérieure de la dent; il forme une couche brillante d'un blanc bleuâtre qui recouvre la couronne et s'arrête au collet. C'est un corps très dur et en même temps très fragile. Il est à son maximum d'épaisseur sur le sommet de la dent et va en diminuant jusqu'à son collet.

L'émail se compose de prismes microscopiques à colonnes nommés quelquefois fibres de l'émail. Ils sont soudés entre eux et reposent par leur base sur l'ivoire.

Voici, suivant Berzélius, la composition de l'émail :

Phosphate de chaux mêlé à un peu de fluorure de calcium	88,5
Carbonate de chaux	8,0
Phosphate de magnésie	1,5
Eau et substance animale	2,0
	100,0

Ivoire ou dentine. — L'ivoire ou dentine forme la partie la plus considérable de la dent. C'est une substance granuleuse moins dure que l'émail, mais beaucoup plus dure que les os ou le cément, traversée dans toute son épaisseur par un nombre infini de petits canaux microscopiques parallèles nommés *canalicules dentaires*, et creusée d'une cavité qui conduit la pulpe.

L'ivoire ne paraît contenir ni vaisseaux ni nerfs. Son extrême sensibilité semble provenir de la facilité avec laquelle il transmet à la pulpe les chocs qu'il reçoit :

Voici, d'après Berzélius, la composition de l'ivoire :

Phosphate de chaux mêlé à un peu de fluorure de calcium. . . .	64,30
Carbonate de chaux	5,30
Phosphate de magnésie	1,00
Soude	1,40
Matière animale et eau	28,00
	100,00

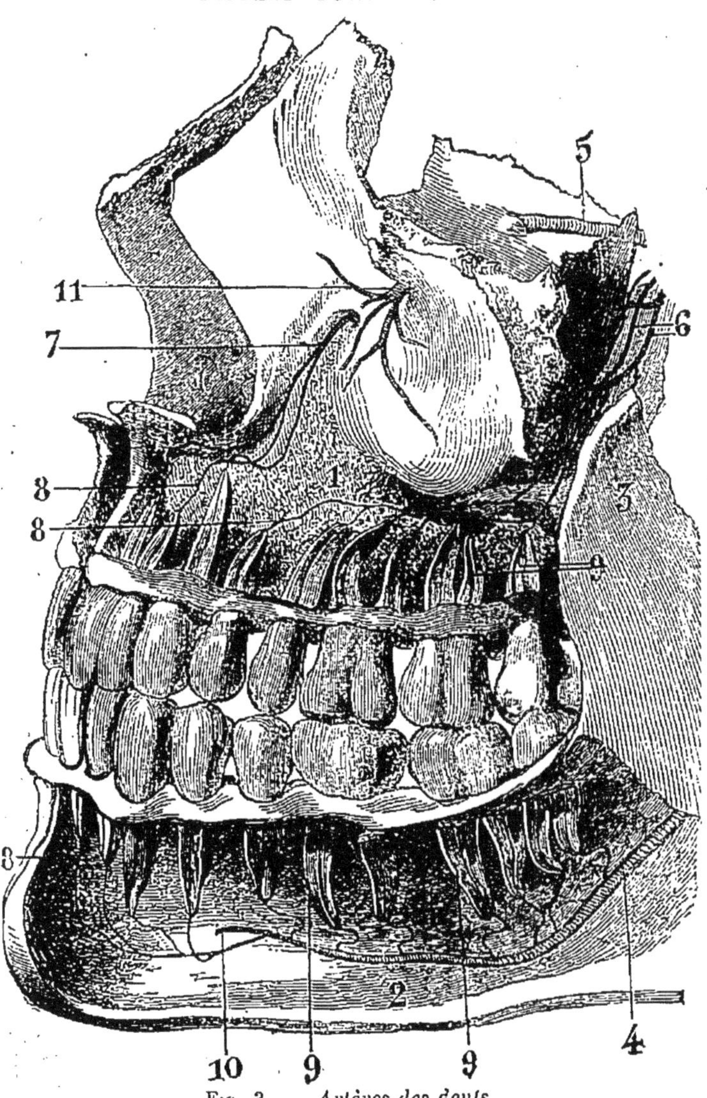

Fig. 3 — *Artères des dents.*

1, 2, 3, maxillaire supérieure et inférieure dont une paroi a été enlevée
pour montrer les vaisseaux ; 4, artère dentaire inférieure ; 5, artère sous-or-
bitaire ; 6, rameaux alvéolaires se distribuant aux molaires ; 7, rameau de la
sous-orbitaire se distribuant aux incisives et à la canine ; 8, 8, 8, 9, 9, 9,
terminaison des rameaux dans les racines des dents ; 10, rameau menton-
nier coupé ; 11, artères sous-orbitaires. Toutes ces artères viennent de la
maxillaire interne, une des deux branches terminales de la carotide externe.

Figure extraite de l'ouvrage *La Vie*. traité de physiologie humaine, par
le docteur Gustave Le Bon, publié par Rothschild, 13, rue des Saints-Pères.

En comparant la composition de l'émail avec celle de l'ivoire, on voit qu'il ne diffère de ce dernier, au point de vue chimique, que par une plus forte proportion de matière animale.

Cément. — Le cément est une substance très analogue aux os, qui revêt toute la surface extérieure des racines. C'est à leur sommet qu'il atteint son maximum d'épaisseur.

D'après Lassaigne, la composition du cément serait :

Phosphate de chaux	53,84
Carbonate de chaux	3,98
Matière animale	42,18
	100,00

Périoste alvéolo-dentaire. — Le périoste alvéolo-dentaire est une membrane analogue au périoste ordinaire et qui enveloppe les racines auxquelles elle adhère intimement. Ce périoste adhère également à l'alvéole, mais beaucoup moins qu'à la racine.

Développement des dents. — Les dents sont produites par de petits sacs membraneux qui se forment dans l'alvéole. Ils renferment une masse molle nommée *bulbe*, qui sécrète une substance liquide dans laquelle se forment des granulations qui durcissent et enveloppent bientôt le bulbe sur lequel elles se moulent.

C'est cette petite masse, ainsi moulée sur le bulbe, qui constitue la dent. En même temps qu'elle se développe, elle tend à sortir de l'alvéole, et bientôt elle perce la gencive et arrive au dehors.

C'est à l'âge de trois à quatre mois qu'apparaissent chez le fœtus les premiers rudiments des alvéoles ; les masses pulpeuses ne deviennent distinctes que vers le cinquième mois. Leur ossification commence bientôt et se continue jusqu'à sept et neuf mois après la naissance, époque à laquelle les incisives commencent à percer les gencives.

CHAPITRE IV

De la dentition, des accidents qu'elle peut produire et des moyens d'y remédier.

On désigne, par le mot dentition, les phénomènes de l'accroissement et de la sortie des dents.

Il y a deux dentitions. Pendant la première, apparaissent les dents temporaires, au nombre de vingt, qu'on désigne sous le nom de dents de lait; pendant la seconde, ces dents sont remplacées par des dents permanentes.

PREMIÈRE DENTITION OU DENTS DE LAIT

A la naissance, la couronne des incisives est formée; mais celle des canines ne l'est pas. Bientôt les racines se développent; et, vers l'âge de six à huit mois, commence la dentition. Les incisives moyennes de la mâchoire supérieure percent d'abord; quinze jours après, apparaissent les incisives correspondantes de la mâchoire inférieure, puis les incisives latérales et, plus tard, les canines. Vers le douzième mois, viennent enfin et successivement

les huit premières molaires. Voici du reste le ta-
bleau représentant l'ordre dans lequel elles se pré-
sentent :

Incisives centrales	de 7 à 8 mois.
(Cas extrêmes de 1 à 13 mois.)	
Incisives latérales	7 à 9
Canines	17 à 18
Premières molaires	20 à 24
Deuxièmes molaires. . . .	24 à 34

Les vingt premières dents, dites de *lait* ou *tem-
poraires*, sont complètes vers l'âge de trois ans,
quelquefois avant.

DEUXIÈME DENTITION OU DENTS PERMANENTES

Vers la sixième ou la septième année, les dents
de lait tombent et sont remplacées par des dents
permanentes, d'abord au nombre de vingt-huit,
mais qui s'accroissent de quatre vers l'âge de vingt
ans, de façon à former le chiffre total de trente-
deux.

Les germes des secondes dents existent chez le
fœtus ; leur ossification commence quelques mois
après la naissance pour les incisives et les grosses
molaires ; elle n'est terminée qu'à l'âge de dix à
douze ans pour les dernières dents. En même temps,
la racine des dents de lait est résorbée, et la dent,
qui n'est plus retenue dans son alvéole, tombe bien-
tôt. Les anciens, qui voyaient que les dents de

lait n'ont pas de racine lorsqu'elles tombent, avaient recours à plusieurs hypothèses pour expliquer ce phénomène : les uns croyaient qu'elles n'avaient pas de racines; les autres, que les racines restaient dans la mâchoire et continuaient à croître pour engendrer plus tard de nouvelles dents.

Le tableau suivant indique approximativement l'époque de l'apparition des dents permanentes :

Premières grosses molaires . .	de 6 à 7 ans.
Incisives moyennes et latérales .	7 à 9
Premières petites molaires . ⎱	
Deuxièmes petites molaires . ⎰	9 à 10
Canines	11 à 12
Deuxièmes grosses molaires . .	12 à 13
Troisièmes grosses molaires (dents de sagesse)	18 à 24

Exceptionnellement, on voit sortir ces dernières à un âge fort avancé.

Quelque favorables que soient les conditions dans lesquelles se produit le travail de la dentition, il détermine toujours du côté de la cavité buccale une congestion plus ou moins vive, qui ne doit pas être considérée comme un état pathologique, lorsqu'elle ne dépasse pas certaines limites.

Les accidents pouvant résulter de la dentition sont nombreux, et leur traitement nécessite les soins d'un médecin ou d'un dentiste expérimenté. On peut les diviser en deux classes : les accidents locaux, produits par le travail de la dentition, et les accidents généraux qui l'accompagnent. Ces derniers sont plus spécialement du ressort de la médecine. Nous dirons donc seulement, en passant, que c'est à tort qu'on croit généralement que les diarrhées favorisent la dentition. A moins qu'elles ne soient très légères, il faut s'empresser de les combattre par les moyens les plus actifs, ainsi que le recommande le professeur Trousseau.

Les accidents locaux les plus communs de la première dentition sont une sécrétion abondante de la salive, une démangeaison et un gonflement des gencives qui sont tendues, rouges, chaudes et douloureuses. Ces différents états peuvent être accompagnés de fièvre, de mouvements spasmodiques et de convulsions violentes.

Le moyen le plus simple à opposer au gonflement des gencives consiste à pratiquer sur elles une incision cruciale allant jusqu'à la dent, ou préférablement, à tailler un lambeau elliptique qu'on enlève, afin d'empêcher la cicatrisation prématurée de la plaie. Les symptômes les plus graves disparaissent aussitôt comme par enchantement.

Lorsque les gencives ne sont que légèrement enflammées, on les frotte avec du miel et on fait gargariser la bouche avec de l'eau additionnée de quelques gouttes de notre élixir dentifrice.

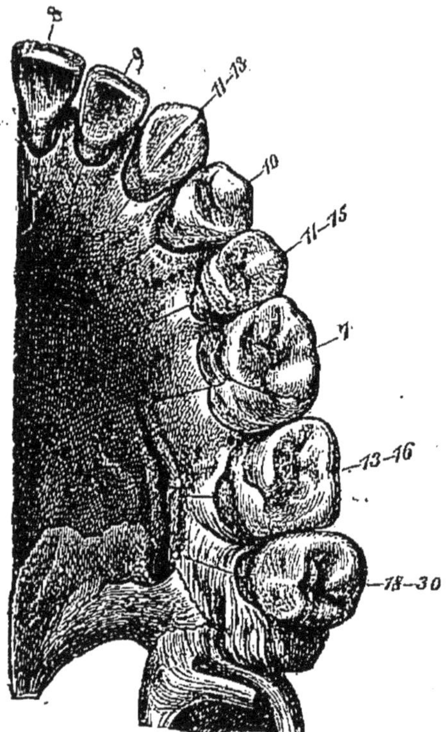

Fig. 10. — Dents permanentes de la mâchoire supérieure.

Les numéros placés à droite des dents indiquent l'époque de leur apparition, ceux placés à gauche font connaître l'ordre de cette apparition.

Cette figure est extraite de l'ouvrage *La Vie*, traité de physiologie humaine, par le docteur Gustave le Bon, J. Rothschild, éditeur.

Les hochets d'ivoire, de verre ou de métal qu'on donne aux enfants dans le but de faciliter la sortie de leurs dents, produisent un effet absolument contraire à celui qu'on se propose d'atteindre. Leur contact durcit, en effet, les gencives, et, en les rendant calleuses, augmente les difficultés de la dentition. Il vaut beaucoup mieux faire sucer à l'enfant quelques figues grasses ou un morceau de racine de guimauve, qui forment dans la bouche un mucilage émollient. Quant aux sirops qu'on a proposés pour faciliter la dentition et faire pousser les dents, ils n'ont jamais servi qu'à garnir la bourse des charlatans qui les exploitent.

Par suite d'un préjugé fort répandu, on ne donne aucun soin aux dents de lait, qu'on sait devoir être remplacées par des dents permanentes. Notre expérience nous permet d'affirmer que c'est au contraire à cette époque de la vie que les soins sont le plus nécessaires. Il importe deaucoup d'empêcher la chute prématurée des dents de lait et de les aurifier lorsqu'elles sont cariées, ainsi qu'on le ferait pour des dents permanentes. Il faut à l'enfant comme à l'adulte des dents en état de mâcher. Si elles le font souffrir, il ne se nourrira pas : et il en résultera des accidents qui produiront un effet funeste sur tout l'organisme. Leur présence favorise le développement normal de la mâchoire, qui n'est pas encore complètement terminé. Leur chute prématurée entraîne à sa suite la déviation des dents permanentes, ainsi que nous allons l'expliquer.

Les os des mâchoires, chez l'enfant qui n'a pas encore de dents, ont une forme et des dimensions très différentes de celles qu'ils auront après la sortie des dents de la seconde dentition. Depuis l'âge de six mois jusqu'à celui de trente mois environ, ils se modifient peu à peu par la sortie successive de divers groupes de dents temporaires; mais, à cette époque, ils ne pourraient présenter aux vingt-huit premières dents de la seconde dentition la place qui leur est nécessaire; aussi restent-ils encore, pendant une période de quatre ans, munis seulement de vingt dents. Pendant ce temps, ils se développent, et l'étendue du bord alvéolaire augmente. Ce n'est que lorsque ce travail est suffisamment avancé que les dents définitives, en se développant à leur tour, provovoquent la chute des dents temporaires pour prendre leur place. On comprend maintenant que si la carie oblige à arracher prématurément les dents de lait, si un mauvais entretien de la bouche hâte leur chute, les dents de remplacement n'éprouvant plus à leur sortie l'obstacle nécessaire qu'y avait mis la nature, apparaîtront trop vite, ne trouveront pas sur un maxillaire rétréci la place qui leur est nécessaire, ou se développeront en contact avec des dents cariées. De là des difformités, des souffrances, qui seront un souci continuel pour le reste de l'existence.

Il ne faut enlever les dents de lait que lorsque leur présence est un obstacle à l'accroissement et à la direction régulière des nouvelles dents. Si, dans ce cas, on différait leur extraction, il pourrait en résulter des déviations longues à guérir, bien qu'au moyen d'appareils spéciaux nous réussissions presque toujours à redresser les dents et à les rétablir dans une position normale. Mais ces redressements exigent quelquefois beaucoup de temps, des soins minutieux, et, ainsi que nous l'avons déjà dit, il vaut mieux prévenir que guérir (1). On peut comparer les dents d'un enfant à un jeune arbre. Leur beauté, leur direction dépendront entièrement des soins qu'on en aura pris dans leur jeunesse.

On ne saurait croire combien sont nombreux les accidents que peuvent produire les dents de lait, et à quel point ces accidents peuvent souvent embarrasser le praticien le plus instruit. Pour en donner un exemple, nous citerons l'observation suivante que nous avons récemment publiée dans notre journal *L'Art dentaire*.

(1) Les parents croient souvent qu'en faisant arracher une dent on peut arriver à redresser les dents voisines. Rien n'est plus erroné que cette opinion.

Désordres causés par la présence d'une dent de lait chez
un sujet âgé de trente-deux ans. — Tumeur considérée
comme un cancer du maxillaire par plusieurs médécins.
— Extraction de la dent. — Guérison.

Mademoiselle X...., âgée de 32 ans, est venue
nous consulter récemment pour une tumeur à
l'angle du maxillaire inférieur du côté droit. Cette
tumeur, qui résistait à tous les traitements, avait
été considérée comme cancéreuse par plusieurs chi-
rurgiens, et on avait parlé d'enlever l'os maxillaire.

Nous examinâmes l'intérieur de la bouche avec
le plus grand soin, et nous découvrîmes que des
deux côtés de la mâchoire il existait deux grosses
molaires de première dentition qui avaient persisté
et arrêté la venue d'une des petites molaires de
chaque côté. A droite, la première et la deuxième
grosse molaire étaient vacillantes, tandis que la
molaire de première dentition conservait toute sa
solidité.

En exerçant une pression sur la partie malade,
on en faisait sortir une quantité assez considérable
de pus.

Nous crûmes d'abord aussi que le maxillaire était
malade. Mais un examen très minutieux, répété
pendant une seconde séance, nous fit penser que
la tumeur était peut-être causée par la présence
des racines d'une dent de lait logée dans les al-
véoles.

La recherche de ces racines devait être extrêmement difhcile, vu l'état des gencives.

Nous commençâmes par extraire une des dents de lait, et dans le but de dilater l'ouverture et de modifier la suppuration, nous y introduisîmes du coton imbibé d'eau phéniquée. Mais nous n'obtînmes aucun résultat ; la tumeur persistait et les molaires restaient ébranlées.

Nous enlevâmes alors la première grosse molaire de la deuxième dentition, ce qui n'amena encore aucun soulagement. Nous eûmes alors recours à l'application de petites flèches de chlorure de zinc que nous introduisîmes dans les ouvertures laissées par les dents arrachées.

Après l'application de ce caustique, répétée à dix jours d'intervalle ; nous eûmes la satisfaction de voir apparaître à l'extrémité de l'orifice une grosse molaire de première dentition, presque complètement privée de sa couronne. Nous l'enlevâmes facilement.

La tumeur disparut bientôt, et, au bout d'un mois, la malade était complétement guérie, prouvant ainsi, une fois de plus, la justesse de l'axiome : *Sublata causa tollitur effectus.*

Ce n'est pas du reste chose rare de voir les dents de première dentition persister pendant un temps fort long. Il n'est pas de semaine où l'on ne nous amène des jeunes personnes de seize à vingt-cinq ans, ayant conservé jusqu'à cet âge des dents de première dentition, dont la plupart sont souvent cariées. Les conséquences de ce défaut de soins sont faciles à comprendre. Les dents de première dentition, ayant persisté au-delà de la limite de temps qui leur est assignée, empêchent la sortie régulière des dents de deuxième dentition, qui ne font leur apparition que lorsque les dents de première dentition finissent par leur faire place.

Il nous arrive fréquemment d'être consulté pour des jeunes personnes sur le point de se marier et dont certaines dents sont chancelantes. Après examen, nous découvrons presque toujours que les dents appartenant à la première dentition ne peuvent plus être remplacées par les dents permanentes et nécessitent l'emploi de pièces artificielles qu'on eût évité en s'adressant en temps opportun à un dentiste expérimenté.

L'irrégularité dans l'arrangement des dents permanentes, surtout des canines et des incisives, est très fréquente. Elle détruit toute l'harmonie des traits. Il peut en résulter encore divers inconvénients : des excoriations, des ulcérations des muqueuses, une gêne dans les mouvements latéraux des mâchoires, une certaine difformité de la face, etc., etc.

Le traitement des déviations des dents a été l'objet de nos plus sérieuses préoccupations et de nos travaux assidus ; il occupe une très grande place dans notre musée. Le succès a couronné nos efforts. Le traitement que nous employons varie à l'infini, selon les causes et la nature de la déviation. Parfois nous arrivons instantanément au redressement par une opération délicate. Le plus souvent le traitement est long. Nous employons alors des appareils de notre invention, basés à la fois sur la dynamique et la physiologie, au moyen desquels nous obtenons des résultats dont la perfection étonne ceux qui en sont témoins.

Nous ne saurions trop adjurer les mères de famille de bien réfléchir avant de permettre l'extraction d'une des six dents de devant, et de consulter toujours au préalable un dentiste compétent. Elles éviteront ainsi ces erreurs journalières, ces extractions si commodes qui doivent tout arranger en un clin' d'œil et dont le résultat définitif est trop souvent de détruire toute l'harmonie de la bouche et de la physionomie.

On comprend par ce qui précède la nécessité de soigner les dents de première dentition aussi bien que les dents permanentes. Nous pouvons ajouter encore que, si on laisse se carier et, par suite, tomber les dents de première dentition, il en résulte un

rétrécissement des arcades dentaires, qui s'op-
pose ensuite à l'évolution régulière des dents de
deuxième dentition ; il faut donc faire aurifier les
dents de première dentition et les soigner absolu-
ment comme si elles ne devaient pas être remplacées
par de nouvelles dents.

En Angleterre et aux Etats-Unis, les parents sont
beaucoup plus instruits sous ce rapport qu'ils ne le
sont en France, car dans la bibliothèque de toutes
les familles existent des ouvrages spéciaux où cha-
cun vient puiser tous les renseignements qui peu-
vent lui être utiles.

Les accidents qui accompagnent la seconde den-
tition sont généralement moins graves que ceux
consécutifs à la première. Ils cèdent au même trai-
tement.

Il arrive quelquefois que la dent de sagesse com-
prise entre la maxillaire et la molaire voisine n'a
pas assez d'espace pour sortir. On est alors obligé
d'extraire cette dernière, opération qui présente
souvent de sérieuses difficultés en raison de l'irré-
gularité des racines de ces dents.

On peut dire, en thèse générale, que les dents de
sagesse sont celles dont la sortie donne lieu au plus
grand nombre d'accidents dont la cause est sou-
vent complètement méconnue. Fréquemment nous
avons été appelé par M. Nélaton pour des cas ana-

REDRESSEMENT DES DENTS

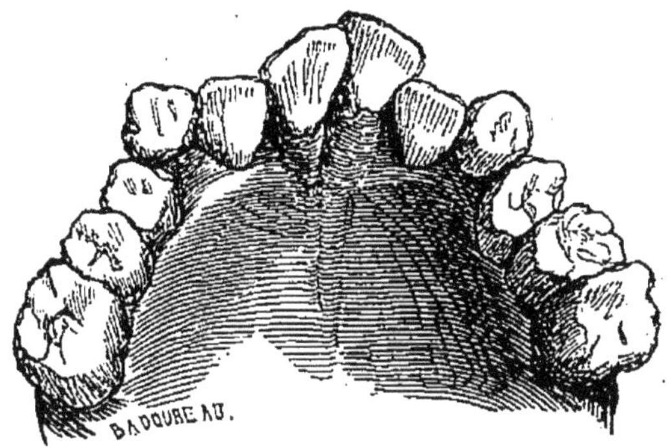

Fig. 11. — Irrégularité dentaire avant l'opération.

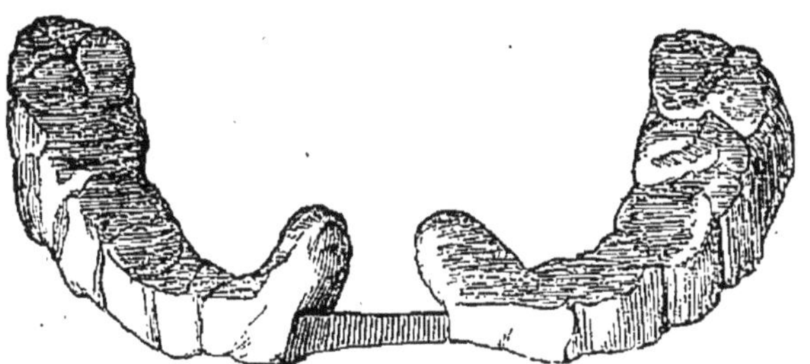

Fig 12. — Appareil employé pour redresser les dents.

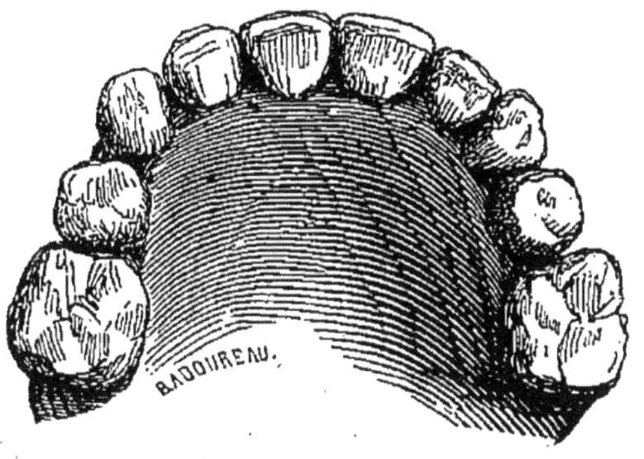

Fig. 13. — La bouche vue après trois mois de traitement.

logues. Le praticien le plus instruit peut s'y tromper. A ce sujet, nous citerons l'observation suivante, faite sur lui-même, par le docteur Fiard :

« Dans l'été de 1821, dit ce médecin, je fus atteint d'une légère douleur de gorge bientôt suivie, au mois de novembre, d'une violente inflammation de l'amygdale droite, combattue par une application de vingt-cinq sangsues, de sinapismes, qui la firent cesser. La gorge continua d'être douloureuse; elle le devint insensiblement davantage; la déglutition était fort difficile. Tous les moyens furent vainement mis en usage jusqu'au commencement de 1823. Les médecins et les chirurgiens les plus distingués de cette époque ne purent, pas plus que moi, en reconnaître la cause et m'apporter le moindre soulagement. Je refusai un traitement antisyphilitique auquel un illustre chirurgien voulait me soumettre, aucun antécédent ne pouvant faire supposer une cause spécifique.

« Je ne cessais d'examiner le fond de ma bouche, d'explorer tous les jours le lieu où siégeait la douleur, on n'y voyait rien qu'un gonflement de l'amygdale droite; toutes mes dents étaient saines, les gencives dans une intégrité parfaite. En somme, j'étais presque décidé à me faire enlever l'amygdale lorsque, en explorant l'arrière-bouche, je remarquai que la dent inférieure gauche, dite de sagesse, manquait : en pressant contre l'apophyse coronoïde, j'éprouvai une douleur sourde. J'avais peine à comprendre qu'elle pût être en rapport avec l'amygdale droite et, en général, avec tout le côté droit de la gorge ; cependant, sans avoir d'idée arrêtée, je soulevai avec un stylet la partie des chairs qui recouvraient, sans présenter aucune altération de couleur, la partie postérieure de la deuxième molaire. J'y sentis un corps dur, et surmontant la douleur de l'exploration, je devins certain qu'une large et très grosse dent, parfaitement sortie de son alvéole gisait dans les chairs. Je saisis un bistouri et incisai largement la gencive d'arrière en avant : *le soulagement et la disparition des douleurs furent subits*, mais les deux lambeaux durent être excisés et cautérisés ; enfin, la dent mise à découvert me montra l'inutilité des moyens précédemment conseillés et la cause unique de mes longues souffrances, qui cessèrent. »

Les parents ignorent généralement que les quatre premières grosses molaires permanentes apparaissent généralement vers l'âge de six à sept ans. Ils les prennent pour des dents de la première dentition, destinées à être remplacées par d'autres et ne leur font donner aucuns soins lorsqu'elles sont attaquées par la carie.

Or la perte de ces molaires, outre qu'elle peut entraîner la déviation des arcades dentaires, amène inévitablement la chute des dents de devant, qui ne peuvent supporter le travail auquel les condamne l'absence des molaires.

Les accidents de cette nature sont extrêmement fréquents.

CHAPITRE V

Soins à donner aux dents pour assurer leur conservation.

CHOIX DES ÉLIXIRS ET POUDRES DENTIFRICES

Quelques soins de propreté journaliers et deux visites par an chez un bon dentiste suffisent à assurer la conservation presque indéfinie des dents. C'est une vérité trop peu connue et dont chacun devrait être pénétré.

On soigne les fleurs de sa serre, les arbres de son jardin, on ne laisserait pas une infiltration d'eau se produire à la toiture de sa maison sans y porter un remède immédiat. Alors qu'au moindre signe alarmant on fait venir un médecin, on assiste impassible à la perte successive de ses dents.

La carie à son début, alors qu'elle est facilement guérissable, peut être invisible pour le malade et très reconnaissable pour le dentiste qui fait un examen sérieux de la bouche de son client. Lorsqu'elle s'est développée il n'est souvent plus temps de la traiter et la dent est irrévocablement perdue.

On peut certainement affirmer que, sur dix personnes ayant perdu des dents, neuf les ont perdues par leur faute (1). Quand on pense que du mauvais état des dents résultent toujours une altération des fonctions digestives et, par suite, un dépérissement plus ou moins considérable de la santé, une vieillesse anticipée, on ne comprend guère une pareille négligence.

Les anciens appréciaient bien mieux que nous l'utilité des dents, et mettaient tous leurs soins à les conserver. Les plus grands médecins de l'antiquité, Celse et Galien notamment, se sont occupés des dents et de leur hygiène. Paul d'Egine recommandait de se rincer la bouche après chaque repas. Avicenne nous a laissé des conseils sur l'usage des poudres dentifrices.

A notre époque nous voyons encore régner en France les préjugés les plus monstrueux à l'égard de l'hygiène des dents. Pour n'en citer qu'un, nous mentionnerons cette idée singulière qu'il ne faut pas faire soigner les dents pendant la grossesse. Jusqu'à un certain point on peut comprendre que l'idée de l'extraction puisse effrayer une personne déjà souffrante, bien qu'il vaille mieux cependant souffrir une seconde que constamment ; mais qu'on

(1) Et le reste par la faute de dentistes ignorants, aurions-nous pu ajouter.

hésite à se faire soigner les dents malades, c'est ce qui ne s'explique pas.

La carie doit au contraire être combattue d'autant plus vigoureusement, dans ce cas, que la science a prouvé que, pendant la grossesse, la proportion du phosphate de chaux que les dents contiennent diminue considérablement, ce qui rend ces organes beaucoup plus altérables.

Aussi lorsqu'une de nos clientes vient nous consulter pendant sa grossesse, n'hésitons-nous jamais à lui donner les soins que ses dents réclament; et même à pratiquer, lorsque cela est nécessaire, des extractions qui, grâce à l'emploi du protoxyde d'azote, n'occasionnent aucune douleur.

Tous les praticiens anglais et américains sont d'accord avec nous sur ce point. Deux médecins anglais bien connus à Paris, les docteurs Campbell et Marion Sims, n'hésitent pas à nous envoyer leurs clientes à n'importe quel moment de leur grossesse.

SOINS DE LA BOUCHE

Les soins à donner à la bouche constituent la partie la plus importante de l'hygiène dentaire. Ils permettent de préserver les dents de toute maladie.

Ils peuvent se résumer dans les deux préceptes suivants : tenir les dents constamment propres, éviter l'abus de certaines eaux et de certains aliments.

En ce qui concerne les boissons et les aliments, nous renvoyons à ce que nous avons dit précédemment de leur influence ; nous ne nous occuperons ici que des soins de propreté à donner aux dents.

Pour conserver les dents parfaitement propres et saines, il suffit de les brosser le matin en se levant et de se rincer la bouche après chaque repas.

On se sert d'une brosse de crin, sur laquelle on applique quelques pincées d'une poudre dentifrice, et on en frotte les dents en tous sens, sans trop craindre de faire saigner les gencives, sur leurs faces antérieures et postérieures, et non seulement de droite à gauche et de gauche à droite, mais encore de bas en haut et de haut en bas. Après cette opération, on se rince la bouche avec de l'eau additionnée d'un élixir alcoolique bien préparé.

On comprend que, si l'on se bornait à se nettoyer les dents tous les matins, les débris d'aliments accumulés entre elles, après chaque repas, auraient le temps de se décomposer et de les altérer : ces débris doivent donc être enlevés aussitôt, et on y réussit en se rinçant la bouche.

Il est indispensable de se nettoyer les dents avec la brosse tous les matins, et de se *rincer* la bouche après *tous les repas* sans exception. C'est le seul moyen de conserver d'une part la pureté de l'haleine et d'empêcher le séjour dans les interstices des dents de débris alimentaires qui, en se décomposant, donnent naissance à des corps divers qui produisent la carie. L'usage du rince-bouche est des plus hygiéniques, et nous le recommandons vivement comme complètement indispensable.

Ce serait une grave erreur de croire qu'il suffit de se servir d'eau pure pour obtenir une propreté parfaite des dents. L'eau, en effet, ne les nettoie pas suffisamment et n'a pas d'action sur le dépôt dont elles sont entourées; elle n'a en outre aucune propriété désinfectante; il est donc absolument nécessaire de l'additionner d'un élixir bien préparé. Nous disons bien préparé et nous insistons sur ce point, parce qu'il nous paraît être de la plus haute importance. Mieux vaut ne pas se laver du tout ou se servir simplement d'eau pure additionnée d'alcool, que d'avoir recours à la plupart des poudres et élixirs qui se débitent dans le commerce. Presque tous renferment des substances acides qui attaquent les dents et sont, nous en sommes certain, une des causes les plus fréquentes de la carie et du déchaussement. Ces préparations donnent, il est vrai, un éclat passager aux dents, mais ce n'est qu'en altérant leur émail, et on ne saurait croire le nombre de personnes qui ont perdu leurs dents par suite de l'usage habituel de certaines poudres ou élixirs.

Ces indications paraîtront minutieuses peut-être à beaucoup de personnes. Elles s'en étonneraient moins si elles savaient que la bouche humaine est, comme nous l'avons dit plus haut, une véritable forêt peuplée d'êtres vivant à nos dépens, et dont on ne peut se débarrasser que par des soins incessants.

CHAPITRE VI

De l'influence du régime alimentaire
sur l'état des dents.

LES HABITANTS DE LA BOUCHE

Le régime alimentaire que l'on suit a une influence incontestable sur l'état des dents. Cette influence est telle qu'un dentiste expérimenté peut reconnaître au simple aspect des dents le régime alimentaire de celui qui en est porteur.

Le régime animal et substantiel des habitants des villes favorise la production du tartre, tandis que le régime végétal et moins riche des paysans la réduit à presque rien.

Le sucre, bien que le fait ait été contesté, exerce sur la production de la carie une influence attestée par le mauvais état de la bouche des confiseurs, des ouvriers employés dans les fabriques de sucre et des personnes qui font un abus trop grand des friandises.

Il faut se méfier également des acides qui sont les agents les plus actifs de décomposition de l'émail. On peut rayer facilement avec l'ongle une dent qui a séjourné pendant quelques jours dans du vinaigre. La carie est très fréquente dans les régions telles que la Normandie, où les boissons acides comme le cidre sont en usage. Les boissons trop chaudes ou trop froides, les sorbets et les glaces sont également contraires à la conservation des dents. C'est aux boissons glacées si répandues aux Etats-Unis qu'on attribue surtout la fréquence de la carie en Amérique.

Les eaux calcaires paraissent aussi exercer une action funeste sur les dents. Les habitants des régions où se boivent de telles eaux, comme la Picardie ou la Champagne, perdent leurs dents de bonne heure.

Les contrées humides et marécageuses exercent également une influence fâcheuse sur les dents. Il serait difficile de dire, dans ce cas, si c'est à l'atmosphère respirée par les habitants ou aux eaux qu'ils boivent qu'il faut attribuer les altérations observées.

La salive a une réaction alcaline. Mais sous l'influence de causes très variées, elle peut acquérir une réaction acide et, dans ce cas, elle est susceptible d'agir plus ou moins énergiquement sur les dents. De nombreuses expériences, notamment celles de Wescot, ont prouvé que parmi les substances susceptibles de se trouver en contact avec les dents, un grand nombre étaient susceptibles de les attaquer.

Voici le résumé de ces recherches :

Les alcalis sont sans action sur l'émail.

Le sucre est également sans action.

L'acide tartique n'agit qu'à doses concentrées.

L'acide lactique est sans action sur l'émail, mais attaque le cément à la façon des acides.

L'acide citrique a une action destructive très énergique, supérieure à celle de toutes les substances qui peuvent se rencontrer dans la bouche. Cet acide forme, comme on le sait, un des principes de beaucoup de fruits (oranges, citrons, etc.).

L'acide malique, qui existe en grande quantité, comme on le sait, dans les pommes, possède aussi une action destructive très marquée.

Le vinaigre agit également d'une façon énergique.

Le raisin possède une action destructive puissante. Il détruit en moins de vingt-quatre heures l'émail des dents qui y sont plongées.

L'albumine, qui forme le principe essentiel d'un grand nombre d'aliments, n'agit pas sur les dents. Mais lorsqu'elle est décomposée, ce qui arrive quand des particules alimentaires ont séjourné quelque temps entre les dents, elle donne naissance à des produits qui altèrent facilement l'émail.

Le sel marin est sans action.

Le tannin, très commun, comme on le sait, dans beaucoup d'aliments, le vin notamment, n'attaque l'ivoire et le cément qu'en solution concentrée.

L'acidité du mucus buccal, quelle qu'en soit la cause, a pour résultat le développement de nombreux champignons qui ne sauraient exister dans un milieu alcalin.

Les conséquences pratiques de ce qui précède sont évidentes. Ces expériences nous montrent l'utilité du nettoyage fréquent des dents avec un dentifrice à réaction alcaline, et l'importance du cure-dents et du rince-bouche après les repas pour débarrasser entièrement la bouche des particules alimentaires et des acides devenus susceptibles d'attaquer les dents.

Le régime alimentaire a donc, comme on le voit, une importance considérable sur l'état des dents. Mais le défaut de soins de propreté a une influence beaucoup plus grande encore. Les dents qui ne sont pas nettoyées sont des dents fatalement vouées à la carie et à tous les accidents que la carie entraîne.

Mais ce n'est pas la carie seule que le défaut de propreté des dents détermine. Les bouches mal nettoyées sont promptement envahies par d'innombrables parasites dont le moindre inconvénient est de donner à l'haleine une odeur des plus désagréables.

Une immense forêt remplie de marécages au sein desquels vivent des végétaux et des animaux en quantités innombrables, tel est le spectacle qu'offre à l'œil de l'observateur armé du microscope l'intérieur d'une bouche humaine dont la propreté n'est pas parfaite.

Dans l'intervalle protecteur que laissent les dents entre elles croissent, plus nombreuses que les épis des moissons, les touffes du *leptothrix buccalis*.

Dans les liquides buccaux, courent rapides de nombreux vibrions : les *denticolæ*, tellement petits que les meilleurs microscopes les aperçoivent à peine ; la *spirilla*, en forme de tire-bouchon, aux mouvements agiles ; les *monades*, qui ne sont qu'un point ; les *volvox*, en forme de boules qui roulent toujours.

Ces hôtes nombreux ont leurs mœurs, leur genre de vie spécial ; ils ne naissent pas au hasard, mais seulement dans des circonstances bien déterminées. Comme ils sont généralement peu connus, nous croyons intéresser nos lecteurs en leur donnant une description rapide de ces êtres étranges. Nous ferons observer qu'il faut avoir recours à de très forts grossissements pour pouvoir les observer, et que leur examen exige une certaine habitude du microscope.

Voici la liste des hôtes les plus habituels de la bouche humaine :

Leptothrix buccalis. — Le leptothrix est une espèce particulière d'algue qu'on rencontre en forme de filaments réunis en houppe dans l'interstice des dents qui n'ont pas été nettoyées depuis vingt-quatre heures. « Leur accroissement est tout à fait extraordinaire, dit un de nos confrères allemands dans un travail fort intéressant (1) récemment publié sur cette question ; une nuit est suffisante pour couvrir la langue et les gencives d'une couche de ces parasites. »

On a attribué un rôle considérable aux leptothix dans la production de la carie. On rencontre toujours en effet ces parasites en grande quantité dans la cavité des dents cariées ; mais comme on les rencontre aussi sur les dents parfaitement saines, ainsi que nous le disions plus haut, il est difficile d'admettre que leur présence puisse avoir une influence bien caractérisée sur la production de la carie, mais il est possible qu'une fois la carie établie, leur présence hâte sa marche.

Vibrions. — Ces petits parasites animaux se rencontrent dans tous les liquides en voie de décomposition. Dans la cavité des dents cariées, ils sont en

______

(1) *Die Bewohner des Mundes und der Zahne von Zahnarz,* Schrott.

quantité considérable. On les trouve aussi dans la salive des personnes qui ne se nettoient pas la bouche fréquemment. Dans les caries avancées, les canalicules de la dentine sont habités par des vibrions fort petits, auxquels on a donné le nom de *denticolæ*. Entre les dents naturelles et sur les dents artificielles, on rencontre fréquemment une variété de vibrions qu'on a nommés *spirilla*. Ils sont semblables à un tire-bouchon et exécutent des mouvements fort vifs. Rien de plus curieux à examiner au microscope que ces singuliers êtres.

Oidium albicans. — Ce champignon ne se rencontre guère que chez les individus atteints de la maladie désignée sous le nom de muguet. Sur les aphthes, on trouve souvent un champignon ressemblant à l'*oidium albicans* auquel on a donné le nom de *leptomitus*.

Volvox. — Les volvox sont des infusoires en forme de boules qui roulent constamment sur eux-mêmes. On les rencontre principalement sur la langue lorsqu'elle est recouverte de saburres blanchâtres.

Monades. — Les monades sont des granulations sans organisation apparente. On les trouve quelquefois sur les dents cariées, mais beaucoup plus fréquemment sur les dents artificielles.

4.

Animalcules du tartre. — Beaucoup d'auteurs considèrent le tartre comme formé des carapaces de diverses espèces d'infusoires ; d'autres, il est vrai, le considèrent comme un simple dépôt de phosphate de chaux. D'après M. Schrott, le tartre serait ainsi composé :

Débris d'infusoires.	60
Parasites végétaux.	10
Mucus provenant des liquides de la bouche	15
Cellules épithéliales, résidus d'aliments .	10
Sels solubles dans l'eau	5

Ajoutons pour terminer, — et la remarque est importante. — qu'on ne rencontre jamais de parasites végétaux ou animaux dans l'intérieur des bouches fréquemment nettoyées.

DU CHOIX DES ELIXIRS ET POUDRES DENTIFRICES

Il existe un nombre considérable de poudres et élixirs dentifrices. Nous avons eu la patience de les examiner tous avec le plus grand soin et de faire analyser ceux dont la composition nous était inconnue. Nous sommes donc parfaitement renseigné sur leur valeur ; et, dès à présent, nous pouvons dire que, parmi toutes les compositions que nous avons soumises à l'examen, nous n'en avons rencontré qu'un bien petit nombre dont l'usage journalier soit, nous ne dirons pas avantageux, mais même inoffensif.

Un dentifrice qu'on emploie chaque jour doit satisfaire à bien des conditions. Pour être parfait, il faut : 1° qu'il enlève le dépôt de tartre qui se forme sur les dents sans avoir aucune action nuisible sur l'émail et les gencives ; 2° qu'il sature les acides qui peuvent exister dans le mucus buccal et sont une cause fréquente de carie ; 3° qu'il raffermisse les gencives quand elles sont ramollies et saignantes ; 4° qu'il enlève à l'haleine toute odeur désagréable et la parfume.

Nous allons faire connaître les préparations dentifrices les plus répandues. Leur nombre est considérable, mais leur composition varie peu, et on peut toutes les rattacher à un petit nombre de types ; — ce sont ces types que nous avons choisis.

Dans les précédentes éditions, nous avons reproduit la composition des poudres et élixirs les plus connus. Cette énumération étant sans intérêt, nous ne la répéterons pas. Il nous suffira de rappeler que, parmi ces compositions, les unes, — et les neuf dixièmes des poudres dentifrices du commerce sont dans ce cas, — ont pour base le tartrate acide de potasse ; d'autres, le sucre et le charbon qui, pour des raisons diverses, sont également nuisibles. Nous avons également montré que les élixirs dentifrices du commerce étaient, pour la plupart, fort nuisibles, et que de l'alcool ordinaire leur était bien supérieur.

Frappé du danger ou de l'inutilité des diverses préparations dentifrices répandues dans le commerce, notre père, le docteur Préterre, s'est livré, il y a déjà longtemps, à de nombreuses recherches pour arriver à composer un dentifrice réunissant toutes les propriétés nécessaires. Ses travaux ont été couronnés de succès, et l'élixir et la poudre qu'il a composés ont acquis, en Amérique, depuis plus de cinquante ans, une réputation qui ne fait que s'accroître chaque jour. Nous les avons modifiés et importés en France, et ils y ont déjà acquis la même notoriété, s'il faut s'en rapporter aux quantités qui nous en sont demandées.

La poudre dentifrice Préterre est composée de produits chimiques parfaitement purs et à réaction alcaline; elle enlève le tartre sans jamais attaquer l'émail et maintient les dents parfaitement blanches.

Par les substances aromatiques et légèrement astringentes qu'il renferme, cet élixir raffermit les gencives, prévient ou arrète l'ébranlement et le déchaussement des dents ; par les substances désinfectantes qui entrent dans sa composition, il arrête les progrès de la carie, corrige le plus souvent la fétidité de l'haleine, enlève l'odeur du cigare et laisse la bouche imprégnée d'un parfum agréable.

La plupart des élixirs ont un arrière-goût âcre, insupportable, qui provient de ce qu'ils sont préparés par infusion au lieu de l'être par distillation. Pour obtenir le nôtre, nous faisons d'abord macérer, dans de l'alcool vinique parfaitement pur, des plantes aromatiques ; nous distillons ensuite dans le vide et à basse température pour obtenir seulement certains principes, et nous ajoutons enfin les substances désinfectantes et astringentes. Ces opérations, que nous ne pouvons décrire ici en détail, sont longues et compliquées ; mais leur pratique ne présente aucune difficulté.

Ainsi que nous le disions plus haut, il y a déjà plus de vingt années que nos clients se servent de notre poudre et de notre élixir, et chaque jour ils nous en adressent des remercîments. Ceux qui en font habituellement usage possèdent des dents parfaitement blanches et généralement exemptes de carie.

A l'élixir et à la poudre dentifrice imaginée par notre père le docteur Préterre, nous avons ajouté diverses préparations dont le lecteur trouvera en note l'énumération (1). Nous apportons nos plus grands soins au perfectionnement constant de ces

(1) *De l'emploi des préparations dentrifices de A. Préterre.* — Nous croyons utile, pour la commodité de nos clients, de résumer en quelques pages les usages des diverses préparations dentrifices dont nous avons parlé à plusieurs reprises dans le cours de cet ouvrage.

Poudre et Elixir dentifrices Préterre pour l'hygiène des dents. — Les soins à donner à la bouche, avons-nous dit, constituent la partie la plus importante de l'hygiène des dents. Eux seuls permettent de préserver le plus souvent ces organes de toute maladie.

L'usage de la poudre et de l'elixir Préterre est indiqué pour les soins de propreté auxquels il convient d'avoir recours chaque matin. On applique un peu de poudre sur une brosse de crin et on se frotte les dents en tous sens. On se rince ensuite la bouche avec de l'eau additionnée d'elixir : une cuillerée à café pour un demi-verre. Conserver ce gargarisme quelques instants dans la bouche.

Après chaque repas, il est nécessaire de se rincer la bouche pour enlever les débris d'aliments accumulés entre les dents. De l'eau pure n'ayant pas d'action sur eux ne suffit pas pour cet usage, il faut l'additionner d'élixir pour raffermir les gencives.

Notre élixir convient également pour parfumer la bouche et enlever à l'haleine toute odeur, notamment celle produite par la fumée de tabac. Lorsque malgré son emploi l'odeur persiste, il faut faire usage de la préparation spéciale indiquée plus loin.

Dans un grand nombre de cas, le mal de dents, notamment celui qui résulte d'une inflammation des gencives, d'une névralgie dentaire et d'une carie, est calmé par l'usage de notre élixir. Lorsque la douleur est produite par une dent cariée présentant une cavité, on introduit dans son intérieur une boulette de coton imbibé d'elixir. Ce moyen est presque infaillible pour calmer la douleur. S'il ne réussissait pas, il faudrait avoir recours à notre baume.

préparations. C'est ainsi qu'aujourd'hui nous étudions l'action d'un nouvel agent, le salycylate de

L'élixir est également fort utile après l'extraction pour cicatriser les gencives ; dans ce cas, on l'emploie en gargarismes à la dose d'une cuillerée par demi-verre d'eau.

Mixture tonifiante Préterre contre le déchaussement et l'ébranlement des dents. — Cette préparation spéciale s'emploie de la manière suivante : lorsque les gencives sont saignantes et enflammées, on les tamponne doucement avec une petite éponge imbibée de mixture pure et, quelques moments après, on se gargarise à plusieurs reprises avec la mixture étendue d'un égal volume d'eau. Ce traitement, renouvelé plusieurs fois par jour, est toujours couronné de succès lorsque la maladie ne tient pas, comme dans le scorbut, à un état pathologique général.

Employée immédiatement après l'extraction des dents, notre mixture raffermit les gencives (*).

Elixir et poudre gaulthérine pour l'entretien des pièces artificielles. — Lorsqu'on est forcé d'avoir recours aux dents ou pièces artificielles, il est indispensable de les soumettre à des soins minutieux si l'on veut les garder intactes. Le moyen de les conserver et de les tenir dans un état de propreté convenable consiste à les ôter la nuit et à les placer dans un verre d'eau additionnée d'une cuillerée à café d'élixir gaulthérine, après les avoir frottées avec une brosse à dents enduite de poudre gaulthérine.

Les pièces baignées la nuit dans l'eau additionnée d'une cuillerée à café de gaulthérine sont fraîches et agréables à la bouche le matin, et se conservent fort longtemps sans nécessiter de réparations.

Baume Préterre contre les maux de dents. — Cette préparation calme le mal de dents, principalement celui résultant

(*) La mixture s'emploie également après l'extraction des dents pour prévenir les fluxions et les tuméfactions qui se produisent quelquefois. Son usage, à la suite des extractions, empêche les hémorrhagies et amène la cicatrisation rapide des gencives.

soude, qui nous paraît bien supérieur à l'acide phénique par ses propriétés antiputrides et son absence d'acidité et d'odeur.

de la carie dentaire, dont elle limite les progrès ; elle anesthésie la pulpe ou nerf dentaire, empêche les abcès consécutifs à la carie, et prépare ainsi la dent à recevoir une aurification ou un plombage sans douleur. Dans le cas de douleur sans carie, notamment dans les dénudations intersticielles et autres, aucune substance ne saurait être préférée pour calmer les souffrances. L'usage du baume convient également pour cautériser les aphthes. On peut aussi en faire usage pour calmer la douleur qui suit l'extraction des dents.

Pour se servir de cette préparation on doit procéder de la façon suivante :

Imbiber de baume une petite boule de coton et l'introduire dans la cavité formée par la carie, préalablement essuyée ; se gargariser ensuite avec un quart de verre d'eau tiède contenant quelques gouttes du baume pour calmer le mal de dents.

Renouveler cette opération toutes les quatre à cinq heures jusqu'à cessation complète de la douleur. Contre l'ébranlement de certaines dents ou les dénudations intersticielles, dénudations très douloureuses et qui simulent parfois une carie pour l'observateur peu attentif, aucune substance ne lui est préférable. Quand on fait usage du baume pour calmer la douleur qui suit l'extraction des dents, il suffit d'introduire une boulette de coton imbibé de baume dans la cavité laissée par la dent extraite.

Pour cautériser les aphthes il faut les toucher plusieurs fois par jour avec un pinceau imbibé de baume.

Elixir aromatique pour parfumer l'haleine. — Cet elixir, par les substances désinfectantes qu'il contient, a la propriété de détruire la fétidité de l'haleine, affection malheureusement trop commune, et de communiquer à la bouche un parfum frais et agréable. Il enlève immédiatement l'odeur du tabac. On en fait usage à la dose d'une cuillerée à café dans un verre d'eau.

CHAPITRE VII

De l'examen de la bouche et du nettoyage
des dents.

Le premier devoir d'un dentiste, lorsqu'un client vient le consulter, c'est de procéder à l'examen de ses dents, afin de voir s'il n'existe pas sur une ou plusieurs d'entre elles des points de carie qu'il importe de traiter immédiatement. En effet, nous l'avons déjà dit, la carie, à son début, alors qu'elle est facile à guérir, n'est visible que pour un praticien habile. Aussi, quoi que le client puisse nous dire, nous commençons toujours par procéder à un examen minutieux de sa bouche.

Cet examen indispensable est beaucoup plus compliqué qu'on ne le suppose généralement. En effet, les dents d'un adulte présentent 160 faces qu'il faut scruter successivement une à une. Il est impossible le plus souvent de le faire sans d'abord pratiquer un nettoyage complet destiné à enlever le tartre qui les recouvre en partie et peut masquer les orifices des caries à leur début.

Ce nettoyage des dents avec des instruments spéciaux n'a pas pour but uniquement, du reste, de faciliter l'examen du dentiste, il a pour résultat de débarrasser les dents du dépôt de tartre qui se fait généralement à leur base et qui est la cause d'une des affections les plus fréquentes et les plus difficiles à combattre, l'ébranlement et le déchaussement des dents. Se faire nettoyer les dents au moins une fois chaque année, par son dentiste, doit être considéré comme une règle fondamentale d'hygiène pour quiconque désire préserver ses dents de la carie, du déchaussement et des diverses maladies qui peuvent les atteindre.

Beaucoup de personnes s'imaginent, il est vrai, que faire nettoyer ses dents, c'est s'exposer à en altérer l'émail. Nous ignorons ce qui a pu donner créance à un préjugé aussi absurde. La lime, le diamant et les acides ont seuls le pouvoir de détruire l'émail. Les instruments dont se servent les dentistes pour nettoyer les dents, loin d'user l'émail, sont usés par lui. Quelque dure qu'on puisse supposer leur trempe, jamais ils n'arriveraient à entamer un corps aussi résistant. L'émail n'a donc rien à craindre du nettoyage, et nous engageons fortement, nous le répétons, les personnes qui tiennent à leurs dents à les faire nettoyer fréquemment.

CHAPITRE VIII

Du mal de dents ou odontalgie. Ses diverses causes.

L'*odontalgie* ou *mal de dents* n'est pas une maladie, mais un symptôme appartenant à un grand nombre d'affections fort diverses.

Le mal de dents étant produit par des causes variées, il est évidemment impossible d'agir sur elles par un moyen unique. Les remèdes proposés contre tous les maux de dents sans distinction d'origine sont donc en principe absurdes. Le traitement doit varier suivant la cause qui produit le mal ; c'est la cause et non l'effet qu'il importe de détruire.

Nous allons indiquer rapidement quelques-unes des causes les plus fréquentes du mal de dents.

ODONTALGIE DES ENFANTS

Odontalgie des enfants. — L'odontalgie des enfants peut être produite par la carie, mais elle résulte le plus souvent de la difficulté que les dents éprouvent à sortir. Nous nous en sommes occupé en traitant de la dentition, et nous n'avons pas à y revenir.

ODONTALGIE RÉSULTANT DE LA CARIE

Lorsque la pulpe dentaire est mise à nu par une cause quelconque, elle est extrêmement sensible. Le contact de l'air suffit à l'irriter, et la pression exercée sur elle par des parcelles d'aliments provoque d'atroces douleurs.

Pour remédier au mal de dents résultant de la carie, il faut calmer la sensibilité de la pulpe dentaire en la touchant avec certaines substances telles que le chloroforme, le laudanum, le chlorure de zinc, l'acide phénique, le chlorure d'aluminium, l'éther, certaines huiles essentielles, l'essence de girofle ou de cannelle, une solution de gutta-percha dans l'alcool, ou encore en remplissant la cavité de la dent avec une boulette de coton imprégnée du baume que nous préparons spécialement pour cet usage. Mais, nous le verrons plus loin, le seul remède radical à opposer à la carie est l'aurification ou l'extirpation du nerf. La douleur produite par la carie s'étend souvent aux autres dents; c'est là une sorte d'odontalgie *par sympathie*.

ODONTALGIE RÉSULTANT D'UNE INFLAMMATION DES GENCIVES

La douleur, en ce cas, au lieu d'être circonscrite

à une dent, s'étend généralement à plusieurs et
cède aux moyens employés contre l'inflammation
des gencives, c'est-à-dire à l'enlèvement du tartre
existant sur les dents, à l'usage habituel des émol-
lients et à des gargarismes avec un bon élixir.

ODONTALGIE RÉSULTANT D'UNE INFLAMMATION DU PÉRIOSTE DE L'ALVÉOLE ET DE CELUI DE LA DENT

Les inflammations du périoste alvéolo-dentaire
sont le plus souvent occasionnées par la carie ou
par un refroidissement. Elles se terminent ordinai-
rement par la formation d'un abcès. La dent semble
allongée, la douleur, continue et très vive, s'exas-
père à la suite du moindre choc, et souvent elle est
accompagnée de fièvre. Les antiphlogistiques, sang-
sues, scarifications, les cataplasmes, etc., sont les
moyens habituellement employés contre cette in-
flammation du périoste qui est une des causes les
plus habituelles des fluxions.

ODONTALGIE PAR DÉNUDATION DENTAIRE

Cette variété se produit lorsque le cément de la
dent se trouve mis à nu par suite du retrait de la
gencive, ou bien encore lorsque les dents sont plus
ou moins chassées de leur alvéole. Pour y remédier
on trempera une petite boulette de coton dans
notre baume, on l'introduira entre les dents malades

et on renouvellera l'opération trois ou quatre fois par jour.

ODONTALGIE NERVEUSE OU NÉVRALGIE DENTAIRE

Cette forme d'odontalgie, la plus douloureuse de toutes et la plus difficile à guérir, paraît très souvent indépendante de toute lésion organique. Elle se manifeste par une douleur vive, et des élancements qui reviennent souvent à des époques périodiques.

Les narcotiques sont les meilleurs remèdes à employer contre elle. Nous avons souvent réussi à la calmer en ordonnant au malade un gargarisme d'eau un peu chaude, mélangée à parties égales avec notre élixir. Des scarifications de la gencive et un badigeonnement avec de la teinture d'iode coupée de moitié d'eau sont quelquefois favorables.

ODONTALGIE PAR EXOSTOSE DES RACINES

On ne rencontre cette forme de mal de dents que chez les individus d'un certain âge ou chez de jeunes sujets chez lesquels la pulpe dentaire a disparu. Une sorte d'excroissance osseuse se forme à la surface de la racine. L'existence de l'exostose se reconnaît à la douleur provoquée par la percussion sur une dent ne présentant extérieurement aucune lésion. Il n'y a que deux remèdes à cette affection : l'extraction rendue souvent fort difficile par la dimension de la racine dont l'extrémité est parfois plus grosse que la base, ou l'excision d'une partie de la racine.

ODONTALGIE RÉSULTANT D'UNE MALADIE DE L'UTÉRUS

L'influence des maladies de l'utérus sur les dents a été peu étudiée. Nous pensons que nos lecteurs liront avec intérêt un passage d'un livre de M. le docteur Cramoisy, où cette question se trouve traitée :

« Nous ne pouvons pas croire que les peuples de tous les temps et de tous les pays aient accordé de si grands éloges à la beauté de la denture chez la femme, sans avoir attaché à la blancheur des dents et à la fermeté de la gencive une idée de santé générale. Les hommes de ces époques primitives avaient pour les guider un symbolisme naturel qui valait bien de savantes hypothèses.

« Chez les hordes slaves, des dents cariées, une mauvaise haleine et la stérilité étaient autant de motifs de divorce.

« Les femmes de nos sociétés civilisées, qui n'ont pas à craindre de pareilles extrémités, recourent à toutes les ruses pour dissimuler un accident arrivé à leur denture ; mais, à leur avis, c'est moins dans une intention de coquetterie que par une certaine conscience de la gravité de ce présage. Quand on entend dire à un grand nombre de mères de famille que chacun de leurs enfants leur a coûté une dent, peut-on s'empêcher d'établir une corrélation entre l'organe de la gestation et la cavité buccale, et de considérer la perte de ces dents comme un signe de lésion utérine, dont la femme a été atteinte antérieurement à ses couches?

« Nous voulons bien admettre que la dentition soit une question de race; que les Celtes, issus de la race indo-germanique, aient naturellement de belles dents; que les Cimbres, peuple teutonique, de haute stature, en aient presque toujours de mauvais; il n'en est pas moins vrai que les affections utérines, toutes choses égales d'ailleurs, prédisposent l'une et l'autre race, d'une façon toute particulière, aux caries et aux affections buccales de toute nature.

« Un médecin ne saurait donc attacher une trop grande importance à l'inspection de la bouche de sa malade. Que de caries, que de névralgies dentaires, que d'abcès, que de fluxions périodiques aux gencives et aux joues, qui n'ont pas d'autre cause que la purulence à laquelle prédisposent les affections utérines! Les aphthes, les ulcérations de la muqueuse buccale, qui s'attaquent souvent à la langue, toutes ces lésions d'une couleur grisâtre et d'un caractère fongueux sont les signes extérieurs d'autres lésions plus graves et plus internes.

« Cependant, et c'est là le côté difficile de ce
genre de diagnostic, il faut que l'œil du médecin
établisse une distinction parfaite entre ces accidents
et ceux qui peuvent provenir d'une affection spéci-
fique ou d'un mauvais entretien de la bouche. Car,
en effet, on lit dans le journal *L'Art dentaire*, du
mois de novembre 1857, rédigé par M. Préterre,
que « la carie des dents est souvent le résultat de
« la décomposition chimique des sels calcaires en
« présence des acides sécrétés par la muqueuse
« buccale, et aussi de l'accumulation des corps
« étrangers provenant des aliments. »

« Il n'est pas non plus jusqu'à certaines haleines
d'une odeur particulière et insupportable qui ne
soient un indice de l'existence des affections uté-
rines, surtout lorsque la femme a un extérieur sain,
et que les causes de l'infirmité que nous signalons
paraissent inexplicables.

« C'est par la tendance à la suppuration qui ac-
compagne ou qui suit l'accouchement, que nous
expliquons la sortie d'une dent de son alvéole : le
pus et sa puissance de désorganisation en sont la
cause. Ce fait cesse d'être une anomalie et devient
un renseignement ; il indique dans l'organe de la
génération l'existence d'une lésion plus ou moins
grave. »

CHAPITRE IX

Des maladies des dents et de leur traitement.

Les maladies des dents et les affections qui peuvent en être la suite sont trop nombreuses pour que nous puissions les passer successivement en revue. Nous nous bornerons à étudier les principales, et spécialement la carie et le déchaussement.

Les maladies des dents sont occasionnées par la lésion de l'ivoire ou de l'émail, de la pulpe dentaire, du périoste dentaire, et par la destruction des alvéoles.

LÉSIONS DE LA PULPE DENTAIRE

La pulpe dentaire est extrêmement sensible et sujette à un grand nombre de maladies. Son inflammation, bien qu'elle puisse exister en dehors de toute lésion organique, est le plus souvent le résultat d'une cause bien déterminée, tel qu'un coup violent sur les dents, la carie, une obturation maladroite ou tardive, et le plombage des dents au moyen de mauvais amalgames.

Le premier phénomène morbide symptomatique d'une affection de cette nature est un redoublement d'irritabilité de la pulpe dentaire, accusé par les violentes douleurs causées au malade par les moindres impressions de chaud ou de froid qu'elle perçoit. Si cette irritabilité devient trop vive, il peut en résulter une inflammation ou une suppuration de la pulpe dentaire, et par suite la destruction plus ou moins complète de la couronne et de la racine.

Pour remédier à la sensibilité exagérée de la pulpe dentaire ; on a essayé, ainsi que nous l'avons dit, de détruire sa vitalité au moyen de caustiques énergiques ; mais ce moyen n'est pas suffisant et peut amener des accidents provenant de l'irritation produite par la matière désorganisée qui continue à séjourner dans la cavité de la dent. Si, au contraire, après avoir détruit la vitalité de la pulpe (et l'acide phénique ou le chlorure de zinc sont les meilleures substances à employer dans ce cas), on a soin de l'enlever avec un instrument convenable et de remplir d'or la cavité et les canaux dentaires, la dent peut ensuite se conserver indéfiniment.

L'inflammation de la pulpe dentaire s'observe quelquefois sur les dents en apparence saines, mais beaucoup plus fréquemment sur celles cariées, surtout lorsque la pulpe est mise à découvert.

INFLAMMATION DU PÉRIOSTE ALVÉOLO-DENTAIRE

Cette affection peut se produire sous l'influence d'un choc, d'un refroidissement ou d'une foule d'autres causes. Elle succède souvent à l'inflammation de la pulpe dentaire. Le mal débute brusquement, la dent est douloureuse, la gencive dure, et dans l'espace de trois jours environ il se forme un abcès placé entre le périoste et l'os, ou entre le périoste et la dent. L'abcès peut s'ouvrir sur les joues ou sur les gencives. Il peut quelquefois être placé de telle façon au sommet de la racine qu'il tende à expulser la dent qui s'ébranle alors, devient très douleureuse et peut même être complétement chassée de son alvéole.

Ce n'est qu'en faisant une incision sur la gencive de façon à mettre la racine à découvert et en ouvrant les abcès qui se forment qu'on peut guérir les inflammations du périoste alvéolo-dentaire.

L'inflammation du périoste peut se compliquer de névralgie, de fluxion, de fièvre, etc. Elle se termine généralement par la résolution, mais elle peut passer à l'état chronique, amener la chute successive des dents, engendrer des fistules et défigurer ainsi pour la vie l'individu qui n'aura pas eu soin de faire extraire sa dent en temps utile.

La périostite chronique est un des modes de terminaison de l'inflammation du périoste ; mais elle peut être produite par d'autres causes et notamment par l'accumulation du tartre sur la couronne de la dent, qui se déchausse, s'ébranle et tombe. Nous consacrerons un chapitre spécial à l'étude de l'ébranlement et du déchaussement, le nombre des personnes qui en sont atteintes étant fort considérable.

EXOSTOSES

Outre les lésions précédentes, les racines des dents peuvent quelquefois se recouvrir des tumeurs osseuses auxquelles on a donné le nom d'*exostoses*. Quand l'exostose ne fait pas souffrir le malade, il n'y a pas à s'en inquiéter. Mais lorsqu'elle exerce une compression douloureuse sur l'alvéole, il faut enlever la dent ou exciser la racine, opérations difficiles et qui ne doivent être pratiquées que par un dentiste très experimenté.

LÉSIONS DE L'IVOIRE

Cette lésion, qui constitue ce qu'on nomme la *carie*, étant la plus commune de toutes les maladies des dents, l'étude de ses causes et de son traitement fera l'objet d'un chapitre spécial.

LÉSIONS DE L'ÉMAIL

Bien que l'émail soit un corps extrêmement dur, il peut être altéré par diverses substances, notamment par les composés acides, les eaux et les substances que nous avons déjà énumérées dans un autre chapitre. Sous leur influence il s'altère, perd son poli, blanchit et se détache par parcelles. Les dents deviennent alors sensibles aux moindres variations de température; elles jaunissent, et le tartre s'accumule avec la plus grande facilité sur leur surface.

Il est plus facile de prévenir les lésions de l'émail en évitant les causes qui agissent sur lui que de lés guérir. Cependant un traitement hygiénique convenable, l'usage journalier de notre élixir dentifrice arrêteront les progrès de la maladie lorsqu'elle se sera déclarée.

La destruction générale de l'émail des dents est une affection fort rare et que nous n'avons trouvée décrite dans aucun auteur. Nous venons d'en observer et traiter avec succès un cas très curieux qui intéressera certainement nos lecteurs.

Madame X..., 28 ans, blonde, tempérament lymphatique, a eu récemment une fièvre scarlatine qui a suivi la marche habituelle de cette affection; mais, pendant la convalescence, sa salive éprouva brusquement une modification telle, que, pendant quelques jours, l'émail des dents se détachait par lamelles comme pourraient le faire les écailles d'un poisson. Sous l'influence d'un traitement énergique, ce phénomène singulier disparut rapidement, mais non cependant sans laisser des traces profondes, car une grande partie de l'émail des faces labiales de plusieurs dents avait complétement disparu.

Le traitement auquel nous pensons pouvoir attribuer la guérison d'une aussi étrange affection fut institué da la façon suivante :

1° *Traitement interne.* — Nourriture très animalisée, viandes saignantes, potage gras, vin de Bordeaux pur à tous les repas, quinquina et ferrugineux.

Phosphate de chaux à la dose de 1 gramme par jour.

2° *Traitement externe.* — Nettoyage des dents avec une brosse imbibée d'une poudre dentifrice à réaction alcaline, suivi d'un gargarisme avec de l'eau tiède fortement alcoolisée.

Après cette opération nous badigeonnâmes la surface des dents avec un pinceau trempé dans la solution concentrée de nitrate d'argent, en ayant soin de préserver les lèvres du contact du liquide, au moyen de petites compresses.

Cette opération eut un plein succès, et c'est évidemment à elle qu'est due la guérison des dents malades. L'émail de quelques dents que nous ne pûmes d'abord recouvrir de nitrate d'argent par suite des craintes de la malade, continua à s'exfolier jusqu'au moment ou nous eûmes recours au traitement qui nous avait réussi.

DESTRUCTION DES ALVÉOLES

Les bords des alvéoles peuvent être détruits peu à peu, résorbés et entraînés dans le torrent de la circulation. Cette destruction commence par leur partie inférieure, et elle s'étend rapidement jusqu'à leur paroi supérieure.

La présence du tartre au collet des dents est une des causes les plus fréquentes de destruction des alvéoles par suite de la compression qu'il exerce sur les vaisseaux nourriciers des organes.

En même temps que l'alvéole disparaît, la gencive, qu'il ne soutient plus, se détruit, la dent s'ébranle et finit par tomber.

Au lieu d'être résorbé, l'alvéole peut s'oblitérer par son fond : la dent se trouve alors expulsée au dehors.

La destruction du bord des alvéoles et leur oblitération sont fort communes dans la vieillesse. Ces phénomènes se produisent quelquefois aussi à la suite de l'avulsion des dents et peuvent être encore provoqués par plusieurs autres causes, et notamment par l'inflammation des gencives, le scorbut, etc. En combattant ces divers états pathologiques par les moyens que nous indiquerons plus loin, on détruit le mal, et, par suite, on en arrête les effets.

OPÉRATIONS QUI PEUVENT SE PRATIQUER SUR LES DENTS

On voit par l'énumération rapide qui précède combien sont nombreuses les affections susceptibles d'atteindre les dents et à quel point elles réclament toutes les ressources d'un praticien instruit.

En France on croit généralement que l'art du dentiste consiste à arracher plus ou moins adroitement une dent. En réalité l'extraction des dents est une des plus rares opérations que doive pratiquer un bon dentiste, exactement comme l'amputation d'un membre est une des rares opérations pratiquées par un chirurgien habile. En art et non en *métier* dentaire, de même qu'en chirurgie, l'habileté consiste à conserver et non à enlever.

Pour montrer, du reste, combien sont nombreuses les opérations que peut pratiquer un dentiste, nous allons en citer quelques-unes :

1. Examen de l'état de la bouche. (Pour être bien fait, cet examen, que chacun devrait faire faire par un dentiste habile, au moins une fois chaque année, peut durer plus d'une heure, ce qu'on comprendra

facilement en se rappelant que les 32 dents présentent 160 faces qui, toutes, peuvent être atteintes de carie ou d'autres maladies).

2. Nettoyage des dents et enlèvement du tartre.
3. Séparation des dents pour aurification (divers procédés).
4. Traitement et insensibilisation des dents cariées.
5. Application de caustiques.
6. Carie enlevée à la lime.
7. Extirpation de nerfs.
8. Excision de dents.
9. Extraction simple.
10. Extraction au protoxyde.
11. Extraction avec anesthésie locale.
12. Aurification de couronne.
13. Aurification de canaux dentaires.
14. Obturation avec diverses substances.
15. Isolement de nerf.
16. Redressement de dents au moyen d'appareils très multiples.
17. Dentiers et pièces partielles avec mécanisme.
18. Dentiers et pièces partielles à succion.
19. Pose de dents à pivots sur racine préparée.
20. Obturateurs pour divisions palatines.
21. Pièces pour blessures d'armes à feu et autres, maxillaires, nez, etc.
22. Trépanation des dents, des alvéoles et du maxillaire.
23. Fixation de dents ébranlées par un choc.
24. Ligature de dents chancelantes, avec fils de platine et divers appareils.
25. Ouverture d'abcès dentaires.
26. Traitement de fistules dentaires.
27. Traitement de kystes dentaires.
28. Traitement de l'épulis.

29. Traitement de la suppuration des gencives et des alvéoles.
30. Traitement de l'inflammation du périoste alvéolo-dentaire.
31. Traitement de l'ébranlement et du déchaussement des dents.
32. Excision de racines.
33. Traitement des abcès des sinus maxillaires, etc., etc.

Nous nous arrêtons là pour ne pas fatiguer l'attention du lecteur.

CHAPITRE X

De la carie dentaire, de ses causes
et de ses effets.

La carie consiste dans une altération moléculaire de l'émail et de l'ivoire qui, après s'être modifiés profondément, finissent par se détruire.

Une constitution scrofuleuse ou lymphatique, l'usage des aliments sucrés, des boissons chaudes ou glacées, ou des boissons acides, comme le cidre, le séjour dans les pays humides et marécageux, l'usage des eaux calcaires, l'acidité du mucus buccal, l'emploi de mauvais dentifrices, l'accumulation du tartre, et *surtout le défaut d'entretien des dents*, sont les causes les plus habituelles de la carie.

Bien que la carie dentaire puisse atteindre toutes les dents, on a remarqué que certains individus y étaient plus prédisposés que d'autres. L'hérédité, le tempérament, et bien d'autres causes encore ont été invoquées pour expliquer ces différences. On a même prétendu que la race avait une influence considérable. D'après certains auteurs français, toutes les populations petites et trapues issues de la race Celtique (Bretagne et certaines parties centrales de la France) auraient une dentition robuste. Les individus grands et blonds issus de race Kymrique (Picardie, Normandie, Champagne, Poitou, Vendée, Guyenne, Gascogne, etc.), provenant de l'invasion Kymrique des Gaules, 700 ans avant notre ère, auraient au contraire des dents facilement atteintes par la carie.

On se demandait autrefois si la carie procédait de l'extérieur à l'intérieur ou de l'intérieur à l'extérieur ? Les auteurs sont actuellement fixés sur cette question, et il est admis maintenant que la carie marche toujours du dehors au dedans.

L'illustre Hunter a très bien décrit la marche de cette affection dans un passage où il y aurait fort peu à changer pour le mettre au courant de la science moderne.

« Cette affection, dit-il, commence presque
« toujours extérieurement, dans une petite éten-
« due du corps de la dent. Lorsque l'émail est
« détruit, la partie osseuse de la dent est mise
« à découvert, et quand la maladie s'en est em-
« parée, elle s'annonce généralement par une
« tache brune foncée. Quelquefois, cependant, il
« ne s'opère aucun changement de couleur, et
« alors la maladie n'est visible que lorsqu'elle a

« produit une excavation considérable dans la dent.
« La partie morte est ordinairement ronde d'abord,
« ce qui n'a pas toujours lieu, car sa forme dépend
« surtout de la région de la dent où le mal com-
« mence. On observe souvent cette maladie dans
« les anfractuosités de la surface triturante des
« dents molaires, et elle se présente sous la forme
« d'une crevasse remplie d'une substance très noire.
« Dans les incisives, elle commence ordinairement
« assez près du collet de la dent, et l'excavation
« morbide fait des progrès transversalement à la
« longueur de la dent, de manière à diviser presque
« celle-ci en deux parties. »

Lorsque l'émail est en partie détruit, la carie marche rapidement. L'intérieur de la dent se trouve continuellement en contact avec les aliments et les liquides de la bouche, qui se décomposent dans l'intérieur de sa cavité, et ses parois s'altèrent de plus en plus. La dent devient ordinairement alors très sensible, les moindres variations de température et le contact des aliments sont la cause de violentes douleurs. La pulpe finit elle-même par s'enflammer et suppurer, et l'ivoire continuant à se détruire, il ne reste bientôt plus que la racine, qui le plus souvent cesse d'être douloureuse et constitue ce qu'on nomme vulgairement un *chicot*.

La marche de la carie n'est pas toujours telle que

nous venons de le dire : l'altération, après avoir envahi une certaine portion de la couronne, s'arrête parfois d'elle-même et présente une surface brune très dure et peu impressionnable. On nomme cette variété de carie, *carie sèche*, par opposition à la précédente, dite *carie molle* ou *humide*.

Il existe une forme de carie peu connue, que nous avons rencontrée quelquefois et à laquelle on pourrait donner le nom de *carie coupante*. Elle apparaît au collet des dents, qu'elle creuse en gouttière en formant une section aussi nette qne si elle avait été faite à la lime et d'un poli parfait. Les auteurs qui se sont occupés de cette variété curieuse de carie l'attribuent à la dénudation du col, c'est-à-dire au déchaussement. Nous croyons difficile de se prononcer avec certitude sur ce point.

Nous avons quelquefois observé également une sorte de carie produite par une destruction assez étendue de l'émail, à laquelle en pourrait donner le nom de *carie par érosion de la dent*.

Toutes les dents ne sont pas également sujettes à la carie. Les dernières grosses molaires sont celles qui sont le plus souvent atteintes, et les incisives de la mâchoire inférieure celles qui le sont le moins.

La carie attaque de préférence les dents pendant la jeunesse et l'âge adulte. Il est plus rare de voir les dents se carier après cinquante ans.

La carie communique habituellement à l'haleine une odeur extrêmement fétide, résultant de la décomposition putride des parties cariées.

On est généralement habitué à considérer la carie comme une maladie ayant peu de gravité. Abandonnée à elle-même, elle amène presque infailliblement la perte des dents qui en sont affectées, ce qui rend la prononciation moins facile, surtout quand ce sont les dents de devant qui sont perdues; la mastication et par suite la digestion se font aussi plus difficilement. En outre, les antagonistes des dents perdues, n'étant plus soutenues par ces dernières, sortent de leurs alvéoles et deviennent vacillantes. La perte d'une dent est toujours chose très fâcheuse, car elle est presque fatalement suivie de la perte de plusieurs autres, et il faut s'efforcer de l'éviter par tous les moyens possibles.

Ces accidents ne sont pas les seuls qu'amène la carie, il n'est pas rare de la voir suivie de périostite alvéolo-dentaire, et de nécrose du maxillaire. Tout récemment, nous avons été obligé d'enlever, avec le docteur Rousseau, le maxillaire droit supérieur complétement nécrosé chez une jeune dame qui n'avait pas voulu se faire soigner une dent cariée sous le prétexte qu'elle était enceinte. Voilà malheureusement à quelles conséquences peuvent conduire certains préjugés.

Parmi les conséquences de la carie dentaire, nous devons mentionner aussi certaines névralgies buccales très fréquentes et dont la cause est le plus souvent méconnue.

Nous en observons tous les jours qui sont liées à la présence dans la bouche de dents ou de racines cariées. L'avulsion fait alors cesser immédiatement des douleurs qui avaient résisté, souvent pendant des années, à tous les traitements ordinairement efficaces contre les névralgies. Le docteur Tripier a presque toujours vu la médication électrique, si efficace contre les névralgies en général, échouer en présence des névralgies faciales, et il n'y a plus recours tant qu'il existe dans la bouche du sujet une dent ou une racine cariée. Il affirme même que celle-ci agit d'autant plus sûrement comme cause de névralgie qu'elle ne fait pas souffrir comme dent. Nous pensons qu'il va trop loin en demandant l'extraction de toute dent, même non douloureuse, que la carie a sérieusement compromise; mais nous estimons qu'en présence d'une névralgie faciale on ne saurait trop se préoccuper de l'état des dents et s'empresser de remédier à leurs lésions spontanées ou à celles qui ont pu y être déterminées par des traitements antérieurs mal conçus. Nous voyons journellement, en effet, dans notre pratique, des aurifications, faites à la suite d'un traitement palliatif mal

6

entendu, garantir la dent contre les douleurs en renfermant derrière elles un germe de décomposition qui devient une cause énergique de névralgie. Comme nous l'avons déjà dit, la cause de la névralgie faciale réside le plus souvent dans la lésion d'une dent ou d'une racine.

CHAPITRE XI

Du traitement de la carie.

De toutes les affections dentaires, la carie est la plus facile à guérir. Quand elle est traitée à temps, c'est-à-dire lorsque la denture et surtout la pulpe n'ont pas été mises à découvert, elle peut être enrayée de façon que les dents se conservent ensuite toute la vie. Malheureusement il est rare qu'on songe à recourir au dentiste au début même de la carie : on attend qu'elle ait fait des progrès, et alors son traitement devient délicat et difficile, et les chances de conservation de la dent bien moins nombreuses. Souvent un client, auquel nous témoignons le regret que nous cause le retard qu'il a mis à faire soigner une dent cariée, nous répond, croyant se défendre du reproche fait à sa négligence : « Mais elle ne m'a jamais fait mal. » Cette réponse, qui nous a été faite bien des fois par des personnes intelligentes et instruites, nous a toujours étonné. Il nous semble en effet que le plus simple raisonnement suffirait pour montrer que c'est précisément pendant qu'une dent cariée n'est pas douloureuse qu'on peut agir sur elle et en pratiquer l'obturation. Si on attend, la cavité de la dent s'agrandit chaque jour, ses parois s'amincissent, la pulpe se dénude, et, l'opération devenant plus difficile, le succès en est compromis. On n'attendrait pas les cruels avertissements de la douleur, si l'on savait que, parmi les diverses espèces de carie, les unes douloureuses et les autres qui ne le sont pas, les dernières sont peut-être les plus envahissantes. On voit des caries de cette espèce faire pour ainsi dire le tour de l'une et de l'autre arcade dentaire et détruire tout ce qu'elles ont atteint, sans que le sujet ait souffert un seul instant, La carie est un mal qui souvent se propage de proche en proche, mais qui a moins de tendance à se reproduire quand, une première fois, on l'a complétement détruit sur placé, à moins qu'il ne soit lié à un vice de constitution, tel que scrofule, scorbut, etc. Dans ce cas, on doit recourir à un traitement général qui ne dispense nullement du traitement local.

Il nous arrive souvent d'être consulté par des personnes qui croient que nous pouvons facilement guérir des dents tellement gâtées qu'elles sont presque transformées en chicot : quelle résistance veut-on qu'offre à l'aurification une couronne aussi peu épaisse que la coquille d'un œuf? Sans doute on

peut encore, à la rigueur, aurifier une pareille
dent; mais outre que le succès est loin d'être cer-
tain, que de temps, de patience et d'habileté faut-il
au dentiste pour arriver à un pareil résultat !
Certains dentistes laissent croire au public qu'au
moyen de pansements de leur invention, ils arri-
vent à calmer les douleurs de la carie et peuvent
facilement, ensuite, plomber les dents malades ;
c'est là un leurre dont tout praticien sérieux ne
devrait jamais bercer les malades. Certes, une
pareille méthode peut enrichir le dentiste qui la
pratique ; mais elle prouve de sa part, ou une
grande ignorance, ou un charlatanisme plus grand
encore.

Les dents ainsi pansées, puis plombées, sont des
dents qu'on sera forcé de faire arracher dans un
bref délai, et c'est en pure perte que le client a subi
un traitement long, douloureux et surtout fort dis-
pendieux. Lorsqu'on a laissé arriver une dent à un
degré fort avancé de carie, la seule ressource est
d'instituer un traitement rationel et reposant sur
de vrais principes, comme cela se pratique en Amé-
rique, c'est-à-dire débarrasser complétement les
canaux dentaires de leur pulpe, travail long et très
difficile, puis les aurifier. Alors seulement le ma-
lade a de grandes chances de conserver sa dent, et
peu de craintes d'accidents subséquents.

6.

Le traitement des différentes formes de carie peut être résumé de la façon suivante :

Lorsque la carie n'a envahi que les parties superficielles de la dent, le traitement est fort simple. Il consiste à enlever avec des instruments convenables les parties atteintes par la carie et à remplir le trou ainsi pratiqué avec de l'or suffisamment tassé. Si cette opération est bien pratiquée, ce qui est extrêmement rare en France, car elle est fort difficile, et les praticiens sont encore peu expérimentés, la dent se conservera indéfiniment sans altération.

Si la carie a mis la pulpe à nu, l'opération devient très compliquée et le salut de la dent est fort compromis. La seule chance de succès réside dans l'habileté de l'opérateur Avant de procéder à l'aurification, la pulpe mise à nu devra, le plus souvent, être détruite, et les canaux dentaires devront être nettoyés jusqu'à leurs plus délicates extrémités. L'or sera introduit de façon à obturer exactement toutes ces parties. On comprend combien ce travail est difficile. Si l'opération et le traitement qui l'a précédée ont été parfaitement conduits, le malade a des chances nombreuses de conserver la dent atteinte.

En recouvrant, aprés traitement convenable, la pulpe d'un ciment sur lequel on établira ensuite une aurification, on réussit quelquefois à guérir les dents cariées dont la pulpe est mise à nu, sans être obligé d'enlever cette dernière.

Si, à la suite d'une carie déjà avancée, il s'est formé à l'extrémité des racines des sacs purulents, ayant ou n'ayant pas déterminé de fluxion, les chances de guérison deviennent moindres que dans le cas précédent, et tout traitement se bornant à la cavité dentaire sera fatalement suivi d'insuccès.

Si, enfin, à la suite d'une carie très avancée, il se forme une inflammation du périoste alvéolodentaire, des exostoses, etc., le cas est aussi compliqué que possible, surtout s'il s'agit de grosses molaires. Nous disons : s'il s'agit de grosses molaires, parce que, pour les autres dents, la direction des racines est facile à reconnaître et qu'on peut souvent, par la paroi alvéolaire, vider et dessécher les abcès qui se sont formés.

La plupart des dentistes ignorent absolument les soins compliqués qu'exigent les différentes sortes de carie. Plusieurs affirment hardiment que l'extraction est une opération à laquelle ils n'ont jamais recours et appliquent à toutes les dents un traitement uniforme consistant, soit en une cautérisation, soit dans l'application de substances calmantes le plus souvent inutiles. Quand le client est revenu subir cette opération un certain nombre de fois, s'il n'est pas rebuté par la longueur d'un traitement qui n'a souvent d'autre résultat que de remplir le salon du dentiste, et faire croire ainsi à une réputation imaginaire, l'opérateur applique un plombage, enfermant souvent ainsi le loup dans la bergerie, car les parties du nerf qui se trouvent enfermées dans la dent, ayant perdu leur vitalité, se décomposeront, et le pus formé ne pouvant s'échapper, il en résultera d'atroces douleurs ou une fluxion plus ou moins considérable. En résumé, le malade sera toujours obligé de faire enlever sa dent. Ce système de *pansement* n'est propre en réalité qu'à enrichir les dentistes qui l'exploitent, bien qu'il puisse séduire par son apparente simplicité et l'absence de la douleur au début du traitement (1).

Ajoutons que c'est presque toujours par la faute du client que la carie arrive à un degre tel qu'elle est au dessus des ressources de l'art. Toute carie commence par un point, *visible seulement pour le dentiste*, et qui va en augmentant chaque jour jus-

----

(1) Ajoutons à ce qui précède que ces prétendus pansements sont indistinctement appliqués avec quelques variantes par ces dentistes à toute espèce de dents, même à celles qui pourraient être aurifiées immédiatement sans subir aucun traitement préalable. Les dents auxquelles il est nécessaire de faire subir un traitement préalable, autre que l'enlèvememt de la partie cariée avant l'aurification, sont en très petit nombre.

qu'à ce qu'il soit visible pour le client; alors il est presque toujours trop tard pour y remédier. Si on traitait l'affection à son début, la guérison serait la règle invariable; cette vérité est si bien comprise aux Etats-Unis, que les personnes qui ont les meilleures dents se les font examiner au moins tous les six mois par leur dentiste, et s'évitent ainsi de longues et pénibles opérations.

L'obturation de la cavité des dents avec de l'or ou *aurification* est une des plus difficiles opérations de l'art dentaire, mais c'est la seule qui puisse limiter d'une façon absolue les progrès de la carie.

Dans une aurification parfaite, l'or introduit dans la dent doit faire corps avec elle, comme si l'on avait coulé dans sa cavité le métal en fusion. Non seulement l'or comble exactement cette cavité, mais encore il reproduit la forme de l'organe et supporte ses parois sur lesquelles il se moule et qu'il soutient bien plus qu'il n'est soutenu par elles. Une dent dont la couronne était presque réduite à son émail acquiert ainsi la solidité d'un lingot. Cette opération est si délicate et si utile que certains dentistes, en Amérique, en font l'objet tout spécial de leur pratique, et y acquièrent une grande réputation. Disons que c'est aux Etats-Unis seulement qu'on comprend l'importance de l'aurification et qu'on la paie ce

lle vaut. Nous avons été les premiers à la dé-
e et à la pratiquer en France. (Voir *L'Art den-*
, année 1857.)

a qualité de l'or qu'on emploie pour l'obturation
oin d'être indifférente. Le battage et les diffé-
es opérations qu'on fait subir à ce métal ont
influence considérable sur sa malléabilité et
ureté. L'art de le préparer pour l'aurification
dents est extrêmement difficile, et ce n'est
re qu'aux Etats-Unis qu'il a atteint toute sa
ection.

ous les pays du monde font venir leur or en
lles d'Amérique; la seule maison d'Abbey, de
ladelphie, en fabrique annuellement pour plu-
rs millions de francs.

vant d'introduire l'or dans la cavité de la dent,
ut toujours enlever la partie malade et disposer,
façon à empêcher la chute de la matière obtu-
te, la cavité qu'on remplit ensuite avec des feuilles
r que l'on comprime au moyen de fouloirs et
utres instruments.

a plupart des dentistes font encore usage de
stances autres que l'or pour obturer ou, comme
dit vulgairement, plomber les dents. Nous allons
e quelques mots des différentes préparations aux-
elles ils ont recours, afin de montrer combien
es sont inutiles ou nuisibles.

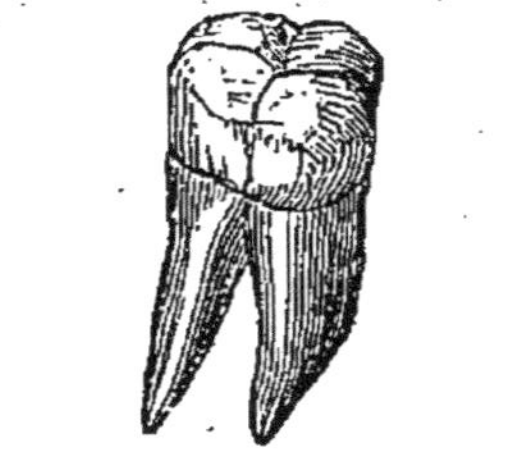

Dent cariée et restaurée au moyen de feuilles d'or. Méthode américaine.

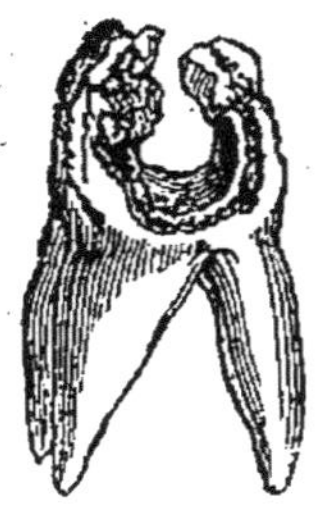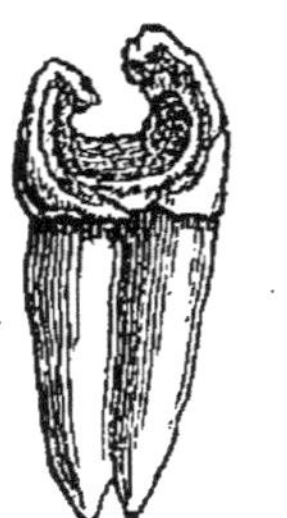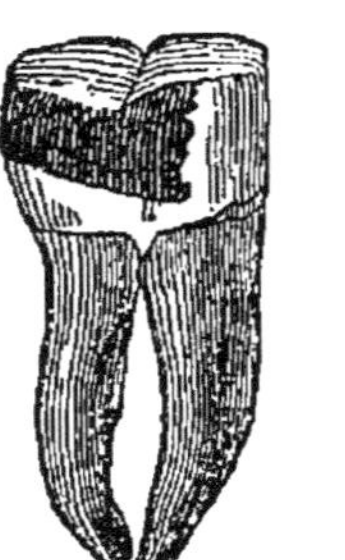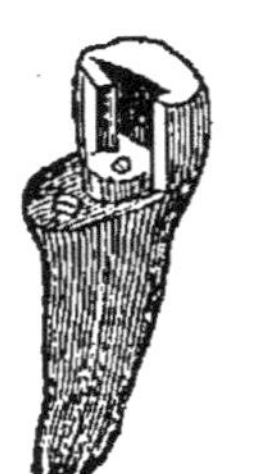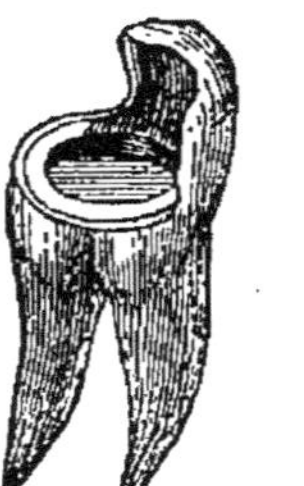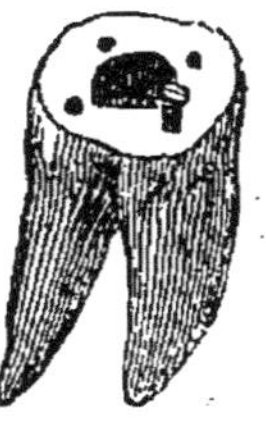

Dents cariées ayant subi l'extirpation des nerfs et destinées à être restaurées comme la dent ci-dessus.

Figures 14 à 20.

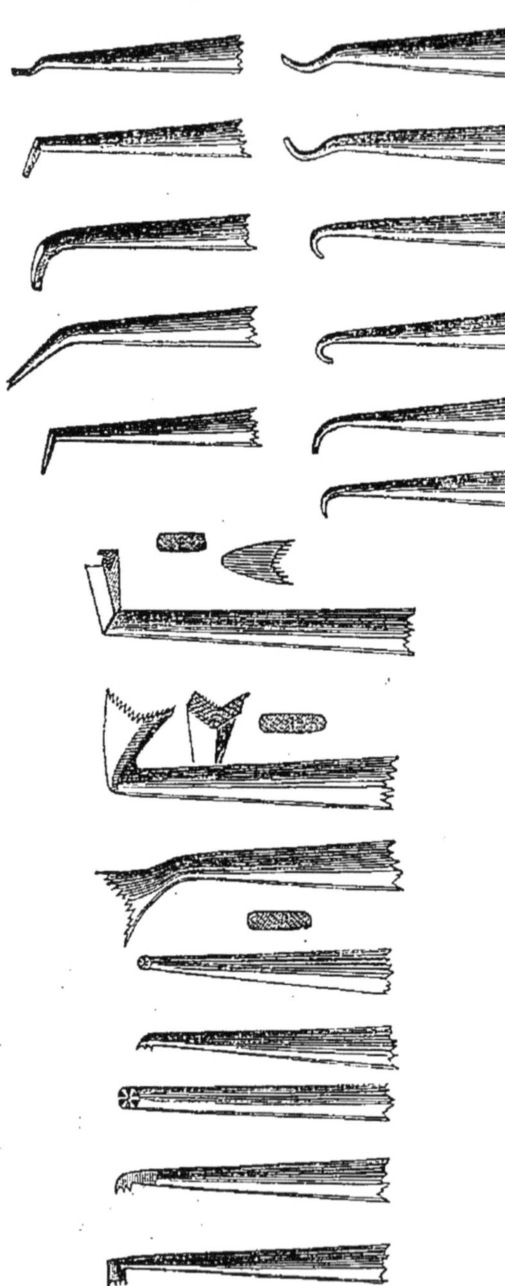
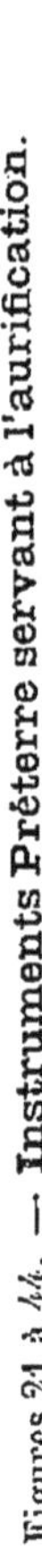

Figures 21 à 44. — Instruments Préterre servant à l'aurification.

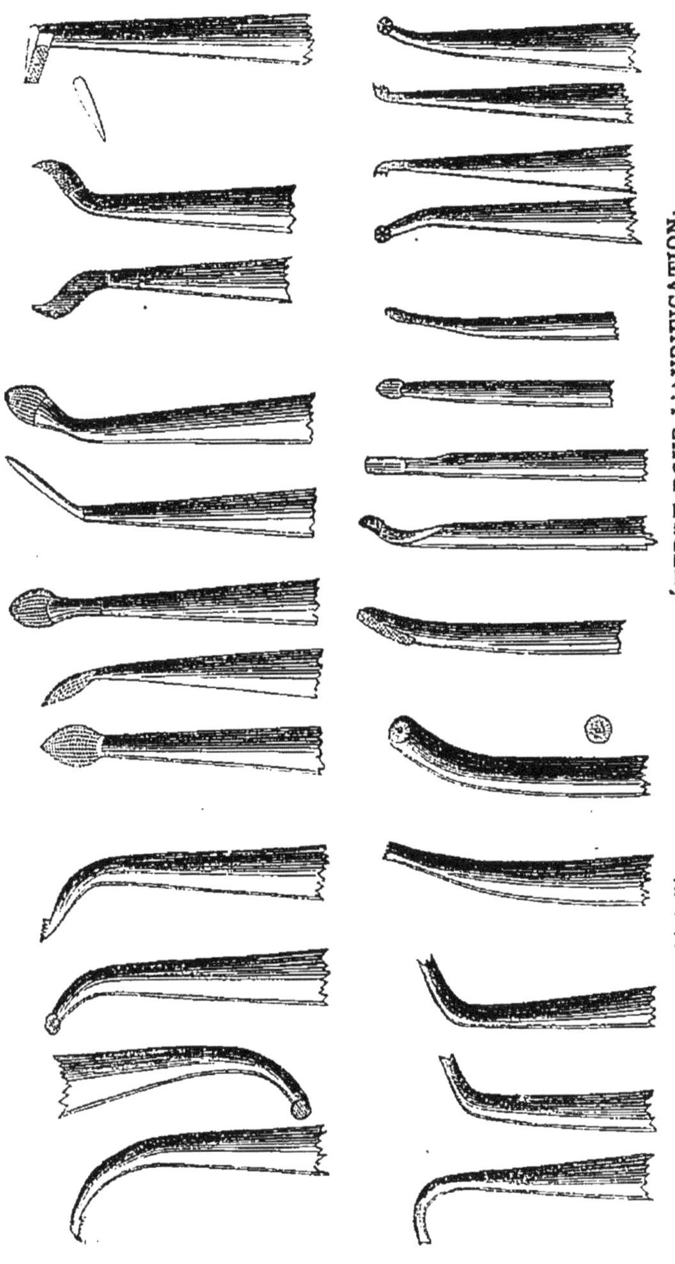

Figures 44 à 71. — INSTRUMENTS PRÉTERRE POUR L'AURIFICATION.

INSTRUMENTS POUR L'EXTIRPATION DES NERFS DENTAIRES ET LE TRAITEMENT
DE DENTS PROFONDÉMENT CARIÉLS

Figures 71 à 86.

Plomb et étain. Ces métaux, qui servaient autrefois à obturer les dents, s'oxydent très facilement, présentent des dangers au point de vue de l'intoxication, et ne sont plus usités que par des dentistes tout à fait ignorants.

Mastic et gutta-percha. Ne peuvent être employés que pour une obturation temporaire, car ils sont promptement détruits sous l'action de la chaleur et de la salive.

Ciment Sorel. C'est un oxychlorure de zinc. Il a d'ordinaire le double inconvénient de tenir très peu et de détruire très rapidement les dents. Nous l'avons vu quelquefois néanmoins résister fort longtemps. On peut l'employer parfois utilement pour des obturations temporaires.

Amalgame ou ciment métallique. C'est, comme le nom l'indique, un mélange de mercure avec un ou plusieurs métaux : le cadmium, le cuivre, le platine, l'argent, etc. Les meilleurs sont composés de mercure, d'argent vierge, d'étain et d'or fin ; ce sont ceux à base de palladium qui subissent le moindre retrait après leur solidification.

Ces divers ciments métalliques jouissent d'une grande faveur due à la facilité avec laquelle ils peuvent être appliquées par les mains les plus inexpérimentées. Nous n'en faisons usage que lorsque l'impossibilité d'aurifier la dent nous est bien démontrée.

De tous les moyens employés pour l'obturation, l'or seul, nous ne saurions trop le répéter, donne, lorsqu'il est appliqué par une main habile, des résultats irréprochables.

L'aurification des dents, lorsque la pulpe est mise à nu par les progrès de la carie, est une opération délicate qui ne réussit pas toujours et qui nécessite toute l'habileté d'un dentiste très expérimenté. L'application d'une substance obturante, faite sans précaution sur la pulpe, amène infailliblement une inflammation très doûloureuse et la suppuration des tissus. Les moyens employés dans ce cas sont variés : les uns la recouvrent d'abord d'une feuille ou sorte de coiffe d'or qui repose sur l'ivoire qui l'entoure, et sur laquelle on introduit l'aurification sans toucher la pulpe. D'autres remplissent la concavité de la coiffe de pâte à l'oxychlorure de zinc. D'autres cautérisent d'abord la surface de la pulpe dénudée avec de l'acide phénique, la recouvrent de pâte à l'oxychtorure de zinc, et au bout de quelques jours recouvrent d'une obturation à l'or la partie superficielle de ce ciment. La méthode que nous employons varie suivant les cas.

Quand la pulpe a été trop gravement atteinte, on la détruit avec un caustique, on extrait les nerfs des racines avec des instruments spéciaux, et on obture avec de l'or la cavité de la pulpe et des racines. C'est là une opération extrêmement longue et fort délicate.

L'or est en effet *le seul métal* qui jouisse des propriétés les plus essentielles pour le but qu'il doit remplir : l'inaltérabilité et la malléabilité. S'il n'est pas plus répandu, c'est que la plupart des dentistes ne savent pas s'en servir.

CHAPITRE XII

Du déchaussement et de l'ébranlement des dents.

Le déchaussement des dents, leur ébranlement et leur chute ont pour causes principales :

L'envahissement de la dent et de la racine par le tartre ;

L'inflammation et la tuméfaction des gencives ;

L'inflammation du périoste alvéolo-dentaire ;

La résorption de l'alvéole.

Ces causes peuvent agir séparément ou simultanément.

L'accumulation du tartre sur les dents, si facile à prévenir par des soins de propreté journaliers, est une des causes les plus fréquentes de l'inflammation des gencives et du périoste, et, par suite, du déchaussement, de l'ébranlement et de la chute des dents, qui en sont la conséquence.

MM. Littré et Robin, dans leur nouvelle édition du dictionnaire de Nysten, à l'article *Tartre*, après en avoir donné la composition chimique et démontré

que sa formation est le signe d'un trouble de la sé-
crétion salivaire, dû le plus souvent à une pertur-
bation des fonctions de l'estomac ou à une lésion
de la muqueuse buccale, ajoutent : « Il (le tartre)
« amène le déchaussement des dents, leur ébran-
« lement, l'inflammation du périoste alvéolo-den-
« taire, et *hâte la chute de ces organes*. On doit le
« faire enlever lorsqu'il se forme, et en prévenir le
« dépôt en lavant les dents une ou plusieurs fois
« par jour. »

Quelques auteurs considèrent le tartre comme
produit par des animalcules contenus dans le mucus
buccal, et le comparent au corail.

Le tartre peut agir de différentes façons, soit en
provoquant l'inflammation de la gencive et du pé-
rioste alvéolo-dentaire, soit en se déposant graduel-
lement sur les racines, en les isolant des gencives
et en faisant perdre ainsi aux dents leur solidité.

Dans ce dernier cas et lorsque le mal est arrivé
à ce degré, il n'y a rien à faire qu'à remplacer les
dents atteintes par des pièces artificielles. C'est alors
que les patients regrettent amèrement de n'avoir
pas suivi les conseils que nous avons donnés précé-
demment dans le chapitre de l'examen de la bouche
et du nettoyage des dents.

Bien que les dents ainsi ébranlées par l'invasion
du tartre dans les racines soient condamnées sans

appel, il nous est arrivé à plusieurs reprises de réussir à prolonger leur existence de quelques années.

Nous extrayons de nos notes deux observations qui indiqueront la méthode employée et les résultats qu'elle nous a fournis.

M. le comte de Z..., de Barcelone, vint nous consulter, il y a une vingtaine d'années, sur la recommandation de M. le professeur Delpech. Nous diagnostiquâmes immédiatement un cas très grave de déchaussement avec ossification des alvéoles et expulsion presque totale des dents de devant de la mâchoire inférieure, incisives et canines.

Le client ne voulait entendre parler à aucun prix d'extractions ni de pièces artificielles, et nous suppliait de lui conserver ses dents telles quelles. Nous nous décidâmes alors à tenter de les consolider au moyen d'une ligature appropriée faite avec des fils de platine. Cette opération réussit au-delà de nos espérances. M. le comte de Z... eut la satisfaction de conserver ses dents pendant dix ans encore. Nous devons ajouter qu'il eut la précaution de venir trois fois de Barcelone à Paris, pendant ce laps de temps, pour nous faire changer les fils et refaire la ligature.

Nous avons été également consulté, il y a environ six ans, pour un cas analogue, par le curé d'une des villes les plus importantes de la Bretagne. Le jour où nous le vîmes, les quatre incisives de la mâchoire supérieure étaient menacées d'une chute à ce point prochaine, que, dès le lendemain, l'une des incisives centrales tombait. La désolation de cet ecclésiastique était d'autant plus grande qu'il repoussait absolument toute idée d'extraction et de pièces artificielles.

Nous lui proposâmes alors non seulement de consolider les incisives restantes par une ligature, mais même de replacer et de maintenir au milieu des autres à sa place naturelle la dent tombée.

L'opération réussit également; mais comme la maladie était, au moment où nous fûmes consulté, arrivée au dernier degré, les résultats ne durèrent que pendant cinq ans, au bout desquels le malade dut enfin se résigner à porter des dents artificielles dont il nous a d'ailleurs depuis témoigné sa satisfaction à plusieurs reprises.

L'envahissement des dents par le tartre se fait parfois sans douleur, mais il arrive fréquemment qu'il s'accompagne de l'inflammation des gencives et du périoste alvéolo-dentaire.

L'inflammation de la gencive se manifeste par un engorgement accompagné de rougeur et de tuméfaction. Lorsqu'elle est due à la présence du tartre, le malade éprouve le besoin de passer un cure-dents entre ses dents, comme si des parcelles alimentaires se trouvaient logées dans leurs interstices. Bientôt, quelle que soit la cause de l'inflammation, l'irritation se communique au périoste alvéolo-dentaire, la dent perd ses adhérences avec l'alvéole et ne tarde pas à tomber si l'on n'a recours aux soins d'un dentiste expérimenté.

C'est dès les premières atteintes du mal qu'il faut consulter, sous peine, si l'on s'y prend trop tard, de voir tous les efforts du praticien échouer.

Entre une simple inflammation des gencives, produite souvent par un régime trop substantiel, le défaut d'entretien de la bouche, ou certaines dispositions congénitales, et l'inflammation accompagnée d'ébranlement, suivi de la chute des dents, il y a bien des degrés. Mais il ne faut pas attendre qu'ils aient été successivement franchis et ne pas hésiter à combattre le mal dès ses premiers symptômes.

L'inflammation des gencives, outre les dangers qu'elle provoque, a l'inconvénient de communiquer à l'haleine une odeur extrêmement désagréable.

J'ai parmi mes clients un médecin qui depuis plusieurs années était atteint de cette pénible infirmité, et que j'eus la satisfaction de guérir complètement après un traitement d'un mois, lorsqu'il se décida enfin à me consulter.

L'inflammation des gencives est parfois suivie de tuméfaction, d'ulcération ; souvent aussi l'inflammation se communique au périoste et aux alvéoles. Ces dernières finissent alors par se détruire en entraînant la perte irrémédiable des dents auxquelles ils servaient de supports.

Le meilleur moyen de remédier au déchaussement et à l'ébranlement des dents est, comme nous l'avons dit, le nettoyage de ces organes par un dentiste habile. On y joindra utilement des lotions journalières avec une mixture tonifiante que nous avons composée spécialement pour cet usage.

Elle s'emploie, mélangée à de l'eau tiède dans la proportion d'un cinquième, en gargarisme répété sept à huit fois par jour. Cette solution est utile dans tous les cas où il y a inflammation des gencives. Quand les gencives sont déjà décollées, on la fait glisser pure avec un pinceau sur la surface en contact avec la dent.

Quelques petites saignées locales pratiquées avec la pointe d'une aiguille favorisent le traitement. Enfin, dans quelques cas, des applications de teinture d'iode, faites par une main expérimentée, suivant les conseils de Marchal de Calvi, peuvent rendre des services. Il en est de même du chlorure de zinc et l'acide chlorydrique. Mais le maniement de ces agents dangereux exige un grand discernement.

Les cures que nous avons obtenues par le moyen que nous venons d'indiquer sont extrêmement nombreuses. Nous nous bornerons à citer les deux observations suivantes, qui résument en quelque sorte toutes les autres :

M. X..., avocat, âgé de trente-cinq ans, d'un tempérament lymphatique, a toujours joui d'une bonne santé. A la suite de fatigues prolongées, ses gencives devinrent molles, tuméfiées et douloureuses ; elles saignaient avec la plus grande facilité, et son haleine était extrêmement fétide. Bientôt ses dents devinrent vacillantes ; la mastication ne se faisant plus qu'imparfaitement, les digestions se troublèrent et des douleurs d'estomac se firent sentir. Ce malade avait consulté plusieurs médecins et essayé un grand nombre de médicaments : cautérisations, gargarismes avec solution de permanganate de potasse, etc., etc., le tout sans succès. Un de ses amis, docteur en médecine, l'engagea à venir nous consulter, et il s'y décida. Je lui prescrivis le traitement indiqué plus haut, et je badigeonnai moimême les parties des gencives qui étaient les plus malades avec un pinceau trempé dans notre mixture. Les jours suivants, je les badigeonnai alternativement avec la teinture d'iode et la mixture, tantôt affaiblie et tantôt pure. Je conseillai en même temps de l'exercice, un régime végétal et l'usage des ferrugineux. Après deux jours de traitement, l'odeur de l'haleine avait tout à fait disparu ; huit jours plus tard, les gencives n'étaient plus douloureuses, et au bout d'un mois le malade était complètement guéri. Il est reparti pour la province presque aussitôt après sa guérison ; mais nous l'avons revu plusieurs fois depuis, et sa bouche est toujours dans un état très satisfaisant, grâce aux précautions hygiéniques qu'il n'omet plus d'observer. Les maux d'estomac dont souffrait le malade, et qu'il ne savait à quelle cause attribuer, ont également disparu, ce qui démontre bien, une fois de plus encore, l'influence énorme que l'état des dents exerce sur la santé. Nous sommes bien convaincu et nous ne cesserons de répéter que *le plus grand nombre des affections de l'estomac résultent du mauvais état des dents* (1).

Une jeune dame d'une figure charmante, mariée depuis peu de temps à un de nos artistes les plus en renom, ressentit, après six mois de résidence à

______

(1) Les maladies résultant d'une affection de l'estomac sont elles-mêmes fort nombreuses. Tout récemment encore le docteur Destouche nous racontait l'histoire très curieuse d'un malade devenu hypocondriaque et mélancolique sous l'influence d'un état pathologique de l'estomac causé par l'état de ses dents.

Paris, des douleurs vagues dans les gencives, qui bientôt se tuméfièrent et devinrent saignantes. Pensant que cet état disparaîtrait comme il était venu, elle n'essaya pas de le combattre. Un de ses parents lui fit remarquer un jour que son haleine possédait une odeur désagréable. Cette observation la désola. Ne pouvant supposer que cette odeur provenait de ses gencives, elle se crut atteinte d'une maladie de l'estomac. Elle fit partager ses craintes à son médecin, qui la traita pour une gastralgie. Le ramollissement des gencives augmentait cependant chaque jour. Bientôt la mastication devint difficile, les digestions se firent imparfaitement, et la malade, qui maigrissait à vue d'œil, se confirma dans cette croyance qu'elle était atteinte d'une affection quelconque de l'estomac. Personne ne songeait à remonter à la cause de cette série de symptômes, lorsqu'elle vint chez moi pour accompagner une dame de ses amies qui désirait se faire aurifier une dent. Elle raconta son histoire en ma présence. En désespoir de cause elle allait partir pour je ne sais plus quelles eaux d'Allemagne. Je la priai de me laisser inspecter sa bouche, et quand j'eus reconnu l'état de ses gencives et de ses dents, je l'engageai à retarder son voyage de six semaines et à me laisser essayer de la guérir. Bien que doutant du succès, elle accepta. Je la traitai par les moyens indiqués plus haut, et un mois ne s'était pas écoulé qu'elle était complètement guérie. Je l'ai revue, il y a peu de temps, et la fraîcheur de son visage, son air radieux et son embonpoint indiquaient suffisamment qu'elle jouissait de la santé la plus parfaite.

Comme conclusion de ce chapitre, nous ne saurions trop recommander de s'adresser à un dentiste instruit aussitôt que des traces d'inflammation se manifestent sur les gencives ou que du tartre se dépose sur les dents. Au début, ce mal est facilement curable ; quand il est trop avancé, l'art est à peu près désarmé.

CHAPITRE XIII

Des maladies du périoste et des gencives.

En traitant de l'ébranlement et du déchausse-
ment, nous avons parlé de l'inflammation des gen-
cives. Laissant cette affection de côté, nous allons
maintenant nous occuper des affections les plus
communes dont elles peuvent être atteintes.

INFLAMMATION DU PÉRIOSTE

En traitant de l'odontalgie, nous avons déjà parlé
de l'inflammation du périoste alvéolo-dentaire et
de son traitement. Nous en avons également parlé
dans le chapitre précédent. Nous nous bornerons
donc à en parler ici en quelques lignes.

La périostite alvéolo-dentaire peut se présenter
sous deux formes : à l'état aigu, à l'état chro-
nique.

Sous sa forme aiguë elle est très douloureuse et
s'accompagne souvent d'une congestion des tégu-
ments, nommée fluxion ; mais elle disparaît facile-

ment et rapidement sous l'influence d'un traitement approprié.

Sous sa forme chronique, la périostite alvéolodentaire est beaucoup moins douloureuse, mais en même temps beaucoup plus redoutable.

Il existe une forme de périostite alvéolaire à marche insidieuse, qui ne s'accompagne généralement pas de douleur, et qui peut finir cependant par avoir pour résultat la perte de toutes les dents : un peu de gonflement de la gencive, une suppuration très légère quand on presse la gencive au niveau du collet de la dent, en sont les phénomènes principaux. Bientôt la dent s'ébranle, le bord alvéolaire se résorbe et la dent perdant ses points d'appui finit par tomber. On voit souvent ainsi les dents de toute une rangée de la mâchoire tomber une à une.

Des causes variées, et souvent générales comme un état scrofuleux ou syphilitique, peuvent produire cette forme de la périostite. Parmi les causes locales on peut indiquer l'accumulation du tartre dont nous avons déjà longuement parlé ; cette forme de périostite est des plus difficiles à traiter. Lorsqu'elle est produite par une cause générale, c'est naturellement cette cause générale qu'il faut traiter. Quand la cause est locale, c'est sur cette dernière qu'il faut agir. Nous renvoyons au chapitre traitant de l'influence du tartre sur les dents pour le traitement de la pérostite reconnaissant cette cause.

FLUXION DES GENCIVES

Les fluxions sont des engorgements sanguins du tissu cellulaire des gencives provoqués par l'irritation de la pulpe dentaire, du périoste alvéolo-dentaire, ou par le mauvais état des dents. Elles débutent généralement par une rougeur vive accompagnée de douleur et suivie d'un gonflement que termine souvent un abcès.

Il arrive fréquemment que la fluxion des gencives est accompagnée d'une fluxion des joues et de phénomènes inflammatoires assez intenses qui ne durent généralement pas plus de huit jours, à moins que la tumeur ne doive se terminer par une suppuration. Il se forme alors un abcès qui s'ouvre quelquefois à l'extérieur et défigure pour la vie le malade.

Les fluxions des gencives se traitent par les antiphlogistiques, cataplasmes, sangsues, etc. Si un abcès se forme, on l'ouvre aussitôt qu'on y a constaté une fluctuation bien évidente.

Souvent les fluxions ne sont accompagnées d'aucune douleur ni d'aucun symptôme inflammatoire. Elles se terminent presque invariablement alors par la résolution, et n'exigent d'autre traitement que la précaution d'envelopper la partie malade pour y entretenir une douce chaleur.

SCORBUT

Le scorbut est une affection générale et non locale, accompagnée le plus souvent d'une altération profonde des gencives. Elle atteint les marins se nourrissant habituellement de viandes salées et placés dans de mauvaises conditions hygiéniques, ainsi que les individus habitant les lieux bas et humides et se nourrissant mal. Le traitement de cette affection, qu'on ne rencontre qu'accidentellement chez les individus vivant dans de bonnes conditions hygiéniques, consiste à combattre les causes qui l'ont déterminée et à faire enlever avec beaucoup de soin le tartre qui, dans cette maladie, surtout dans le scorbut de mer, beaucoup plus grave en général que le scorbut de terre, a une tendance considérable à atteindre jusqu'à l'extrémité des racines. Faisons remarquer en outre que l'état de mollesse, de rougeur, de tuméfaction et de fongosité des gencives est puissamment combattu par l'usage de notre élixir, à condition, bien entendu, que le malade soit soustrait en même temps à la cause qui a engendré la maladie. L'emploi du jus de citron est également fort utile. Dans la marine anglaise il est d'un usage journalier.

FONGOSITÉ DES GENCIVES

Elle a pour caractères la mollesse, la pâleur et le gonflement de ces organes, qui saignent au moindre attouchement. Il s'y forme bientôt, entre l'interstice des dents, des végétations charnues dont la surface s'excorie très facilement, et qui peuvent amener des ulcérations dangereuses.

Cette affection reconnaît généralement pour cause le défaut d'entretien des dents. On y remédie facilement en les nettoyant avec soin et en se lavant la bouche après chaque repas, suivant les indications que nous avons déjà données. Des applications de teinture d'iode et de mixture nous ont souvent réussi au début du traitement.

ÉPULIDES

On donne le nom d'épulides à des tumeurs qui se forment sur les gencives dans certains cas mal déterminés. On ne peut se débarrasser de ces tumeurs que par l'excision ou la cautérisation. Cette affection est, du reste, peu commune, et par conséquent nous ne nous y arrêterons pas davantage.

Nous ferons seulement observer qu'on la rencontre presque exclusivement sur les gencives des individus dont la bouche est mal soignée.

APHTHES

On désigne sous le nom d'aphthes de petites ulcérations blanchâtres qui se développent sur la muqueuse de la bouche. Ils débutent par des vésicules transparentes qui laissent bientôt écouler un liquide clair, et sont remplacées par des ulcérations qui se cicatrisent sans laisser de traces. Cette affection est généralement légère, et le plus souvent il ne vient qu'un aphthe à la fois ; mais quelquefois il peut s'en présenter cinq ou six et même beaucoup plus. La bouche et le pharynx se trouvent alors envahis, et il en résulte ordinairement un peu de fièvre.

Généralement, les aphthes sont très douloureux ; mais ils n'amènent pas d'accidents.

On calme la douleur résultant de la présence des aphthes en les touchant avec un pinceau imbibé de notre baume. Une cuisson un peu vive se manifeste d'abord et est bientôt remplacée par de l'insensibilité. A la suite de ce traitement, l'ulcération disparaît rapidement. Des gargarismes de chlorate de potasse ou la mixture tonifiante Préterre peuvent dans certains cas fournir le traitement.

C'est surtout dans l'enfance et principalement chez les nouveau-nés que se montrent les aphthes. Ils sont communs dans les pays froids et humides.

Les individus vivant dans de mauvaises conditions hygiéniques et ayant, par suite, l'estomac en mauvais état, y sont sujets.

Chez les enfants, l'apparition des aphthes est souvent précédée de symptômes généraux, tels que malaise, fièvre, inappétence, nausées, diarrhées, etc.; ordinairement ils se dissipent assez rapidement. Les aphthes sont souvent consécutifs à une maladie de l'estomac, et c'est elle qu'il importe alors de traiter.

Dans tous ces cas, il est indispensable, sous peine de s'exposer à des conséquences funestes, de *consulter*, dès le début, un dentiste expérimenté.

CHAPITRE XIV

Des fistules dentaires.

On peut, d'après le docteur Collin, diviser les
fistules dentaires en trois classes. La première
comprend celles où une ouverture du canal laisse
pénétrer dans la dent les agents extérieurs, et qui
se produisent ordinairement chez les enfants de
huit à quinze ans. L'examen attentif de la dent
montre que les racines sont saines, mais que la cou-
ronne est cariée. Ce qu'il offre de plus remarquable,
c'est l'ouverture d'un canal qui traverse la dent
jusqu'à l'extrémité de sa racine et permet le pas-
sage des corps étrangers.

Dans la seconde classe, il faut ranger les états
fistuleux provenant de compression exercée sur le
tronc nerveux de la dent de sagesse, qui a peine à
sortir de son alvéole ; ces fistules se déclarent chez
les individus de seize à vingt-cinq ans.

Enfin, dans la troisième catégorie, il faut ranger
les fistules résultant de l'inflammation du périoste
alvéolo-dentaire produite par la carie. Il s'écoule

par la pression un liquide purulent. Une poche pu-rulente existe à l'extrémité de la racine des dents qui sont douloureuses, ce qui n'avait pas lieu dans les cas précédents. La racine présente souvent un commencement d'exostose.

Nous considérons la carie des dents comme une des causes les plus communes des fistules den-taires.

Lorsque, par suite de la destruction de la partie solide d'une dent, la pulpe dentaire est mise à nu, le nerf devient sensible et les vaisseaux se conges-tionnent.

Cette congestion sanguine des vaisseaux qui pé-nètrent dans la dent est ou n'est pas douloureuse; mais elle a le plus souvent pour résultat la formation d'un abcès, qui siége habituellement au sommet de la racine et qui tend à expulser la dent. Si le pus qu'il contient ne parvient pas à glisser le long des parois de la racine entre l'alvéole et la dent, ou à travers les canaux dentaires, s'ils communiquent avec l'extérieur, il se formera une fistule qui s'ou-vrira en un point quelconque de la gencive ou de la joue.

Un fragment de racine, une dent mal plombée, une dent de lait cariée ou qui, tout en étant en bon état, persiste au-delà des limites ordinaires, peu-vent provoquer également la formation d'un abcès et d'une fistule. Une dent qui a perdu sa vitalité joue toujours, en effet, le rôle d'un corps étranger que tous les efforts de l'organisme tendent à expulser.

Il n'est presque pas de jour où nous ne soyons consulté par des personnes ayant des fistules provoquées ou entretenues par une des causes souvent méconnues que nous venons d'énumérer.

Le traitement des fistules dentaires varie suivant les causes qui les produisent. Lorsque la cause du mal est supprimée, nous arrivons facilement à fermer le trajet fistuleux en y introduisant un fil d'argent dont l'extrémité est garnie d'un bourrelet de coton imbibé de notre baume dentaire.

CHAPITRE XV

De la fétidité de l'haleine et des moyens d'y remédier.

Nous avons cru devoir consacrer un chapitre spécial à l'étude d'une infirmité extrêmement répandue et infiniment gênante pour les individus qui en sont atteints et pour ceux qui vivent avec eux.

La fétidité de l'haleine n'est pas une maladie, mais un symptôme; c'est la cause qui la produit qu'il importe de traiter : *sublata causa tollitur effectus.*

Il arrive quelquefois, quoique beaucoup plus rarement qu'on ne le pense généralement, que l'odeur de l'haleine provient de l'estomac. Elle a dans ce cas quelque chose d'aigre qui permet d'en reconnaître facilement l'origine. Cinq à six grammes de bicarbonate de soude pris après chaque repas constituent le remède à employer pour saturer les acides et les gaz qui se développent dans l'estomac. Ce moyen est celui qu'emploie habituellement un ancien professeur de la Faculté de Paris, le docteur Piorry, qui a ainsi obtenu des cures merveilleuses et guéri des affections de l'estomac qu'on avait prises pour des cancers.

La mauvaise odeur de la bouche peut avoir aussi pour cause l'usage habituel du cigare et de la pipe. Dans ce cas elle n'est pas repoussante, mais seulement désagréable pour les personnes qui redoutent l'odeur du tabac. Il est extrêmement facile de l'enlever en se gargarisant avec de l'eau additionnée de notre élixir aromatique. Par ce moyen très simple, combiné avec l'usage de la poudre dentifrice, on évitera en même temps la coloration noirâtre des dents qui résulte de l'usage habituel du tabac.

Mais de toutes les causes de la fétidité de l'haleine, la plus fréquente est le mauvais état des dents et le défaut de soin de la bouche. L'odeur exhalée est alors réellement insupportable. Les personnes qui n'ont pas l'habitude de se rincer la bouche après chaque repas sont exposées à ce grave inconvénient. Les débris d'aliments qui restent entre les dents se décomposent très rapidement, car ils se trouvent dans la bouche sous l'influence de la chaleur et de l'humidité, conditions dans lesquelles la putréfaction se produit le plus facilement.

Cette cause de fétidité de l'haleine est facile à traiter. Il n'y a qu'à observer les soins de propreté que nous avons indiqués au chapitre sur l'hygiène des dents.

L'odeur de l'haleine provient souvent aussi de la présence d'une dent cariée. On la fera promptement disparaître en obturant la dent.

Le mauvais état des gencives est encore une cause de fétidité de l'haleine, quoique moins fréquente que la précédente. Lorsque les gencives sont décollées des dents, le pus qui s'écoule entre elles et les alvéoles est souvent très fétide. Nous avons déjà donné les moyens de traiter les affections des gencives, et nous renvoyons le lecteur au chapitre que nous leur avons consacré.

Nous avons observé que les affections des organes respiratoires sont communes chez les personnes dont l'haleine est généralement fétide. L'air qui passe sur les matières en décomposition contenues dans la bouche s'y altère, et en arrivant aux poumons chargé de miasmes, il y porte le germe de bien des maladies.

Certaines personnes ont l'haleine tellement forte que les moyens habituellement usités ne suffisent pas toujours pour la désinfecter, nous avons alors recours à une des formules suivantes :

Eau	1 litre.
Acide phénique ou salycylique.	1 gramme.

ou :

Eau	1 litre.
Permanganate de potasse . . .	10 grammes.

Se gargariser, plusieurs fois par jour, la bouche avec une de ces deux solutions, et en avaler une cuillerée à café. L'acide phénique, de même que l'acide salycylique, est plus actif que le permanganate de potasse, mais il a l'inconvénient de laisser dans la bouche une odeur de goudron que beaucoup de personnes trouvent désagréable.

Dans les formulaires, on associe souvent un sirop sucré au permanganate de potasse ; c'est le dépouiller complètement de ses propriétés désinfectantes. Toutes les matières organiques en général, et le sucre en particulier, jouissent en effet de la propriété de réduire le permanganate de potasse en bioxyde de manganèse, qui est absolument sans action.

CHAPITRE XVI

De l'extraction des dents et des accidents qui peuvent en résulter.

L'extraction des dents est l'opération qui est le plus habituellement pratiquée par les dentistes, tandis que c'est celle qu'ils devraient au contraire exécuter le plus rarement.

Nous poserons en principe qu'il est bien peu de dents qu'un praticien intelligent ne puisse conserver. La perte d'une dent est toujours chose grave en raison des conséquences, et il ne faut procéder à leur extraction qu'à la dernière extrémité.

La plupart des dentistes font encore usage pour l'extraction des dents de l'instrument appelé *clef de Garengeot*. Malgré les critiques des chirurgiens les plus instruits, cet appareil, le plus barbare des instruments connus, conserve une faveur qu'auraient dû lui faire perdre les accidents qui résultent journellement de son emploi, tels que dents et mâchoires cassées, alvéoles fracturés, gencives écrasées, etc.

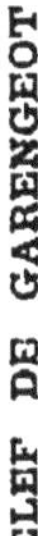

Figure 87. — Instrument autrefois employé pour l'extraction des dents.

INSTRUMENTS PRÉTERRE POUR L'EXTRACTION DES DENTS

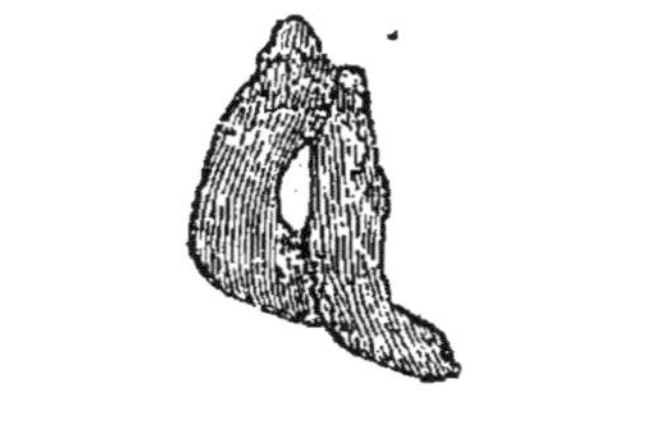

Fig. 89. — Dent cassée par la clef de Garengeot.

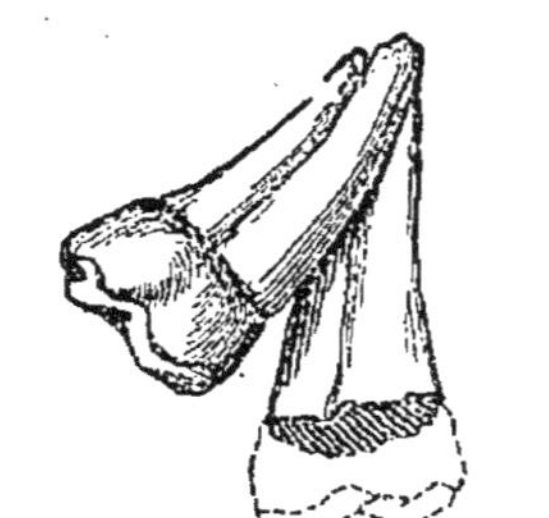

Figure 91. — Deux molaires soudées l'une à l'autre.
Difficulté d'opération.

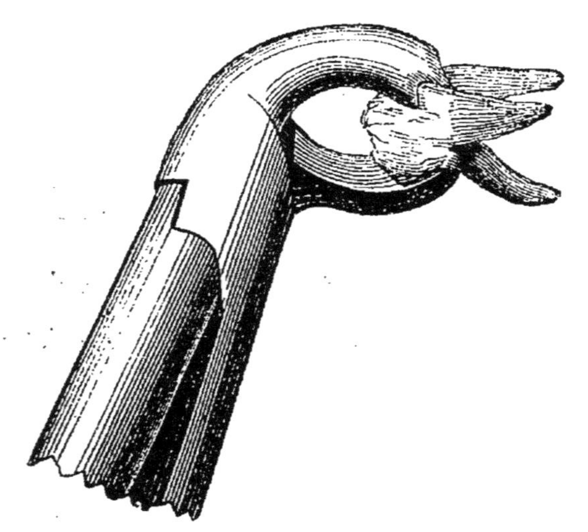

Figure 90. — Davier américain pour l'extraction
des dents molaires du bas.

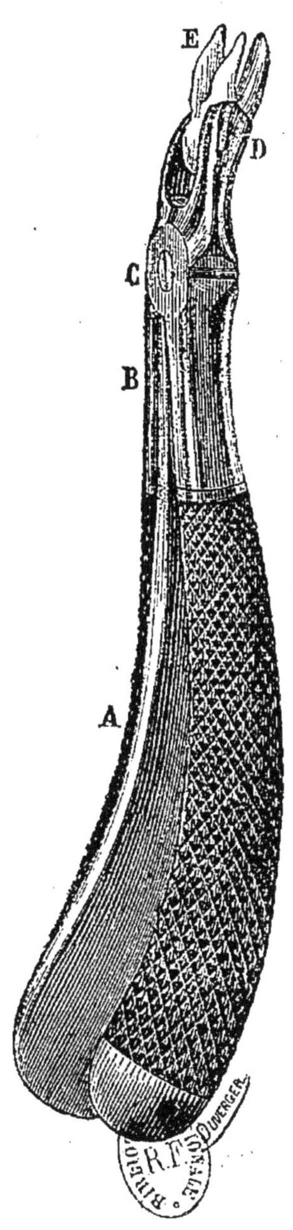

Figure 92. — Davier-Préterre pour l'extraction des molaires du haut.

INSTRUMENTS POUR L'EXTRACTION DES DENTS

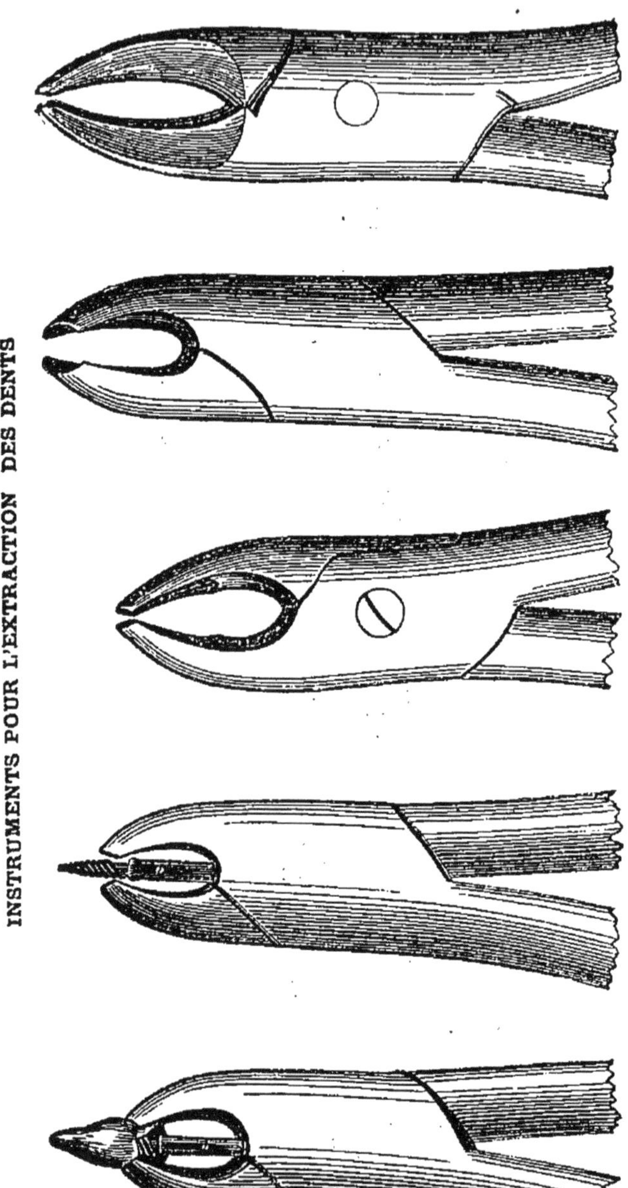

Figures 95, 96 et 97. — Daviers-Préterre pour l'extraction des petites molaires, canines et incisives.

Figures 93 et 94. — Daviers avec tige à vis pour l'extraction de certaines racines à la mâchoire supérieure.

Il suffit, pour se rendre compte des inconvénients de la clef de Garengeot, de bien comprendre la disposition de cet instrument.

Il se compose d'un crochet mobile articulé transversalement par une vis à l'extrémité d'une tige d'acier longue de 12 à 15 centimètres environ. La même extrémité présente une sorte de renflement aplati sur ses deux faces latérales, que l'on nomme panneton. A l'autre extrémité de la tige est adapté un manche transversal que l'opérateur tient dans la paume de sa main.

Pour enlever une dent avec cet instrument, on place le panneton sur une des faces du bord gencival et l'extrémité du crochet sur le collet de la dent du côté opposé à celui sur lequel repose le panneton. En imprimant alors à la tige un mouvement de torsion tendant à rapprocher l'extrémité du crochet de la face du panneton qui appuie sur la gencive, la dent se trouve luxée et renversée.

Il est facile de comprendre, d'après ce qui précède, que pour faire sortir la dent de son alvéole, il faut l'incliner vers le point d'appui et, par conséquent, lui faire surmonter la résistance de la paroi alvéolaire qui la maintient. Il faut donc que cette paroi cède sur une hauteur proportionnée à la longueur des racines et dans une longueur qu'on ne peut déterminer d'avance. Il en résulte nécessairement une fracture ou tout au moins une meurtrissure très douloureuse de l'alvéole, contrairement à ce qui a lieu avec le davier. Le professeur Malgaigne dit avec raison que la clef de Garengeot doit d'ordinaire briser l'alvéole et que l'habileté consiste à en briser le moins possible.

La fracture du bord alvéolaire des dents n'est pas généralement très grave. Elle peut cependant occasionner quelquefois des inflammations qui se terminent par des abcès laissant des cicatrices disgracieuses ; les racines voisines se trouvent en outre dénudées et les dents ébranlées. Il nous est arrivé fréquemment d'observer dans les hôpitaux des fractures du maxillaire dues à la clef de Garengeot ayant déterminé de très graves accidents et quelquefois la mort.

Harris rapporte plusieurs exemples d'extraction d'une dent par des forgerons ayant amené la rupture du maxillaire dont le fragment était resté au bout de l'instrument, avec cinq à six dents au lieu d'une seule que l'opérateur maladroit voulait extraire.

Les accidents qui peuvent résulter de l'extraction des dents sont nombreux, et il n'est pas inutile d'en énumérer quelques-uns pour montrer que cette opération, qu'on abandonne généralement au premier venu, ne devrait être pratiquée que par un opérateur habile.

Voici quelques-uns de ces accidents :

Fracture de la dent, fracture et luxation des dents voisines, fracture des alvéoles, fracture des tissus maxillaires, luxation de la mâchoire, déchirure des lèvres, de la langue, des joues ; fluxion avec névralgie, chute des dents dans les voies aériennes et digestives, douleurs persistantes après l'extraction, hémorrhagies prolongées.

Ces deux derniers accidents n'étant pas très rares, nous en dirons quelques mots.

Ce n'est qu'au moyen de pinces à mors nommées *daviers américains*, importées d'Amérique, qu'on peut extraire les dents sans danger. Leur forme varie suivant celle des dents à extraire.

Pour faire usage du davier, on l'applique au niveau du collet de la dent et on lui imprime un mouvement de rotation autour de l'axe de celle-ci, qu'on extrait ensuite en tournant l'instrument à droite et à gauche, sans prendre de point d'appui sur la gencive.

Les racines des dents s'enlèvent également avec nos daviers. On trouvera dans notre journal *L'Art dentaire*, revue mensuelle de chirurgie et de prothèse dentaires, des articles très détaillés sur les daviers américains. Nous croyons être le premier en France qui les ait fait connaître d'une façon aussi complète.

Répétons, pour terminer ce qui a trait à l'extraction des dents, que l'avulsion de ces organes est une opération extrême à laquelle il ne faut avoir recours que fort rarement : sur 100 dents qu'on enlève, 95 pourraient certainement être conservées. Un dentiste qui connaît toutes les ressources de son art guérit les dents malades et ne les extrait pas.

Il n'est pas rare de voir après l'extraction d'une dent douloureuse le patient continuer à éprouver la même douleur.

Cet effet singulier étonne et effraie le malade et souvent aussi le dentiste qui a fait l'opération. Voici comment nous pensons pouvoir l'expliquer :

Les dents qui donnent de la douleur après les extractions sont généralement des dents gâtées depuis longtemps ou plombées mal à propos et dont les gencives et le périoste alvéolo-dentaire sont enflammés.

Lorsqu'une dent saine ou gâtée depuis peu de temps, ou dont la carie, bien qu'ancienne, est peu profonde, est extraite, sa racine se sépare nettement et sans déchirure du périoste qui tapisse l'alvéole, et la douleur cesse après l'extraction. Si au contraire cette dent se trouve dans le cas que nous venons d'examiner, c'est-à-dire si la carie dont elle est atteinte a déterminé l'inflammation du périoste alvéolo-dentaire, ce périoste enflammé se dé-

chire facilement, et la déchirure détermine une dou-
leur qui persiste après l'extraction de la dent, dimi-
nue progressivement, mais ne se dissipe souvent
qu'au bout de quelques heures. Ajoutons aussi que
l'extraction d'une dent brise quelquefois un peu
l'alvéole, dont une esquille peut rester emprisonnée
dans la gencive et y déterminer de la douleur.

Quant aux hémorrhagies qui se prolongent long-
temps après l'extraction, elles sont fort rares et on
peut toujours les arrêter. Nous n'avons jamais, dans
notre longue pratique, observé un seul cas où nous
nous soyons trouvé dans l'impossibilité d'arrêter
l'hémorrhagie produite par l'extraction d'une dent.

L'observation suivante, que nous avons publiée
dans notre journal *L'Art dentaire*, prouve que dans
les cas les plus difficiles il est toujours possible d'ar-
rêter l'hémorrhagie produite par l'extraction d'une
dent.

HÉMORRHAGIE DENTAIRE chez un vieillard âgé de quatre-vingt-
trois ans. — Insuccès des hémostatiques. — Refus du malade de
laisser employer le fer rouge. — Compression digitale pratiquée
pendant dix heures. — Guérison.

Nous avons été appelé, il y a quelques années,
chez M. X..., vieillard octogénaire des environs de
Poissy, pour être consulté sur l'opportunité de la
pose d'un dentier. Toutes les alvéoles de la mâchoire

supérieure étaient complètement résorbées, et une seule dent, une incisive, à peine adhérente à la gencive, existait encore. Nous pensâmes que la pose d'un dentier ne souffrirait aucun obstacle, et nous proposâmes l'extraction de la seule dent restante, ce qui fut accepté. L'extraction fut faite immédiatement, sans autre instrument que notre doigt indicateur, et elle ne produisit aucune douleur. L'opéré se mit quelques instants après à table et nous retint à dîner.

Au moment de nous séparer, M. X... s'aperçut que sa bouche se remplissait de sang. Nous envoyâmes de suite chercher divers hémostatiques que nous appliquâmes avec un peu de charpie sur la petite ouverture laissée par l'extraction de la dent. L'effet fut nul, et malgré tous nos efforts l'hémorrhagie continua. Nous proposâmes la cautérisation au fer rouge, que le malade repoussa énergiquement; il se refusa même à continuer l'emploi de ces hémostatiques, qui lui desséchaient l'arrière-bouche et la gorge sans avantage.

L'hémorrhagie ne s'arrêtant pas, nous résolûmes d'avoir recours à la compression digitale, que nous pratiquâmes de façon à obturer complètement le trou laissé par la dent. Aidé par la fille du malade, nous pratiquâmes la compression toute la nuit. Vers sept heures du matin, toute crainte de récidive de l'hémorrhagie avait complètement disparu : la santé est depuis restée excellente, et nous avons posé au malade un dentier qui lui a rendu, suivant ses propres expressions, une seconde jeunesse.

CHAPITRE XVII

De la suppression de la douleur pendant l'extraction des dents et les diverses opérations de chirurgie dentaire.

Jusqu'à ces dernières années, on ne connaissait en France d'autre moyen de supprimer la douleur pendant l'extraction des dents que l'anesthésie par le chloroforme ou l'éther; mais les cas de mort produits par ces deux substances, entre les mains des plus habiles, avaient jeté l'épouvante dans le public. Un nouvel anesthésique était à rechercher. Nous l'avons trouvé dans le protoxyde d'azote, que nous avons introduit en Europe, où il était absolument inconnu comme anesthésique avant nos travaux. Au moyen du protoxyde d'azote ou gaz hilarant, nous pratiquons, sans douleur ni danger, toutes les opérations dentaires.

Le public médical et la presse tout entière ont accueilli de la façon la plus bienveillante nos travaux sur ce nouvel anesthésique. Nous avions à peine fait connaître nos expériences à l'Académie des sciences et à l'Académie de médecine, que la plupart des médecins et des chirurgiens des hôpitaux nous priaient de vouloir bien les répéter devant eux.

Partout elles ont admirablement réussi, et il a été bien vite reconnu que le protoxyde d'azote est un merveilleux anesthésique, bien préférable à l'éther et au chloroforme par la rapidité de son action et par son innocuité absolue.

Nos expériences ont été répétées dans tous les hôpitaux de Paris, devant un public nombreux. Il serait trop long de relater toutes les opérations qui ont été faites sur des individus placés sous l'influence du protoxyde d'azote. Afin cependant de montrer au public avec quel empressement ont été accueillies nos expériences, nous allons donner les noms de quelques-uns des chirurgiens qui les ont répétées et des hôpitaux où elles ont été faites.

**HOPITAUX DANS LESQUELS NOUS AVONS PRATIQUÉ DES
OPÉRATIONS AVEC LE PROTOXYDE D'AZOTE**

HOPITAUX où NOUS AVONS OPÉRÉ	NOMS DES MÉDECINS devant lesquels NOUS AVONS OPÉRÉ	OPÉRATIONS PRATIQUÉES
	MM.	
Charité.	VELPEAU	Ouverture d'un large abcès.
Hôtel-Dieu. . .	DOLBEAU	Opération sur le sein.
Idem.	MAISONNEUVE . .	Ongle incarné.
Saint-Louis . .	VOILLEMIER . . .	Deux cautérisations profondes au fer rouge d'une tumeur cancéreuse, et opération du phimosis.
Idem.	GUÉRIN.	Ouverture d'un panaris.
Saint-Antoine. .	BROCA	Ouverture d'abcès profonds situés à la face interne de la jambe. Ouverture d'un kyste synovial de la face dorsale du poignet.
Idem.	FOUCHER	Incision de plusieurs tumeurs chez une jeune fille.
Beaujon.	RICHARD	Opération sur les seins.
Midi.	SAINT-GERMAIN .	Phimosis.
Lariboisière. . .	VERNEUIL . . .	Fistule à l'anus.
Cochin.	FOLLIN	Phimosis.
Pitié.	RICHET	Ouverture d'un panaris.
Idem.	GOSSELIN. . . .	Ouverture d'abcès, etc.
Hôpital des Cliniques.	GIRAUD-TEULON.	Dilatation d'une fistule lacrymale.

OPÉRATIONS PRATIQUÉES DANS NOTRE CABINET

NOMS DES MÉDECINS devant lesquels NOUS AVONS OPÉRÉ	OPÉRATIONS PRATIQUÉES
Le professeur NÉLATON (de l'Institut).	Administré le protoxyde d'azote à une dame très nerveuse.
Le professeur RICORD (de l'Acad. imp. de méd.) .	Plusieurs extractions.
Le professeur J. CLOQUET (de l'Institut).	Extraction de deux grosses molaires ayant déterminé la formation d'abcès multiples à la face externe du menton, et extraction d'une grosse molaire chez un individu redoutant tellement la douleur qu'il était venu de Madrid pour se faire opérer.
Le professeur BOUCHUT . .	Extractions dentaires.
MILNE EDWARDS (de l'Inst.)	Deux extractions.
PÉLIGOT (de l'Institut). . .	Extraction d'une canine.
SERRET (de l'Institut). . .	Extraction.
Dr MAXIMIN LEGRAND. . .	Administré le gaz à une personne très nerveuse pour calmer ses crises. Le succès a été complet.
Dr MORPAIN.	Extirpation de nerfs dentaires et avulsion de dents.
Dr MALLEZ.	Excision de plusieurs dents, chez un individu n'ayant pu être chloroformé.
Dr DESMARES.	Extraction de six racines et de plusieurs molaires.
M. BERTRAND (de l'Inst.).	Plusieurs extractions.
Dr CAMPBELL.	*Idem.*
Dr LHÉRITIER (méd. de l'E.)	*Idem.*
M. Georges VILLE, pr. au Mus. d'h. nat. de Paris.	Extractions de deux racines.
SAULCY (de l'Institut). . .	Extractions.
PIORRY (Acad. de méd.). .	Rupture d'ankylose.
GUÉNEAU DE MUSSY. . . .	*Idem.*
Dr PÉAN	Extractions.
Dr GUERSANT.	Trépanation dentaire.
Dr VERNOIS.	Extractions.
Dr MARION SIMS.	*Idem.*
Dr Gustave LE BON. . . .	*Idem.*

L'énumération complète des opérations que nous avons pratiquées serait trop longue ; nous nous bornerons à ajouter à notre tableau la liste alphabétique des médecins non précédemment cités devant lesquels nous avons opéré : Archambault, Anger, Aubergier, Ancona, Boutin, Baldon, Burke, Barral (chimiste), Braud, Bertholles, Blanchard, Béraud, Béni-Barde, Bourgeois, Blondeau, Beylard, Baudin, Billon, Cahours, Chateau, Crétin, Calvo, Carbonnel, Carnejie, Carnet, Chabory-Bertrand, Cartellier (de Québec), Cléret, Corlieu, Cramoisy, Couriard (de Saint-Pétersbourg), Cabanellas, Chapelle (d'Angoulême), Chapuis, Campardou, Cattin, Danet, Denizar, D'Espine, David, Doyon, Ducos, Dagron, J. Desrioux, Delcominette, De Souza, Duchussoy, Dubois, Debout (fils), Dumoulier, Delore, Dumontpallier, Doré (ex-préparateur *à l'École polytechnique*) ; Dupierris (père et fils), Dubois, Dumay (Emile), d'Echérac, Emond, Fumouse, Fleury, Ferdut, Fridel (chimiste), Fauvel, Fournié, Feréol, Franço, Grange, Galezowski, Galezowski (neveu), Gaillardet, Grosvallet, Gros, Gallet, Gent, Hatton, Herschell, Huet, Halléguen, Issartier, Jadelot, Jourdannet, Labrevoit, Léguillou, Detellier, Leutuger, de S.-Brieux ; Lachapelle (Ernest), Lebreton, Le Clerc, Le Roy de Méricourt, Lombard, Le Grifs, Lanoix, Lapra, Lamarre, Leçoniat, Loiseau, Moutier, Moser, Mouyeot, Millod, Mayer, P. Max-Simon, Molen, Morpain, Migon, Moity, Noack, Nitard-Ricord, Neudin (de Condé), Nord, Pillon, Poggioli, Piétra-Santa, Prat, Possez (chimiste), Robillard, Renucci (à Blois), Rivals, Rochard, Ribes, Sales-Girons, Simon (Jules), Souhaut, Serveoux, Love Zayas (Havane), Tripier.

Nous pensons que nos lecteurs liront avec intérêt quelques détails sur les propriétés du protoxyde d'azote, extraits de la dernière édition de la brochure que nous avons publiée sur ce gaz.

Le protoxyde d'azote, nommé aussi gaz hilarant, en raison de l'action particulière qu'il exerce sur l'homme, est un corps gazeux à la température et à la pression ordinaire. Il est incolore et inodore, d'une saveur légèrement sucrée. Sa densité est de 1,52, celle de l'air prise pour unité. A une température de 100° au-dessous de zéro, il se solidifie; sous une pression de 30 atmosphères à la température de zéro, il se liquéfie et possède alors une temperature inférieure à 90° au-dessous de zéro. Dans cet état, il désorganise les tissus comme le ferait un fer rouge (1).

(1) Ce qui n'a pas empêché un brave dentiste de proposer, suivant le journal *Les Mondes*, de faire boire du protoxyde d'azote liquéfié aux individus que l'on veut endormir! Nous pensons qu'il serait beaucoup moins dangereux de leur administrer de l'huile bouillante.

Le protoxyde d'azote présente de grandes analogies avec l'oxygène ; c'est le seul gaz qui jouisse avec lui de la propriété de rallumer les corps en ignition : le souffre, le phosphore, plongés dans le protoxyde d'azote, y brûlent avec un vif éclat. Cette propriété du protoxyde d'azote d'entretenir la combustion ne tient, du reste, qu'à la forte proportion d'oxygène qu'il renferme et à la facilité avec laquelle il se décompose en présence des corps portés à une très haute température.

Le protoxyde d'azote n'existe pas dans la nature : la découverte en a été faite en 1776 par Priestley. On le prépare en décomposant l'azote d'ammoniaque par la chaleur. Sous l'influence d'une température élevée, les principes renfermés dans ce sel se décomposent et se convertissent en eau et protoxyde d'azote, ainsi que l'indique l'équation suivante :

$$Az\,H^3,\ H\,0,\ Az\,0^5 = 2\,Az\,0 + 4\,H\,0.$$

L'opération se fait en introduisant de l'azotate d'ammoniaque dans une petite cornue qu'on chauffe modérément avec une lampe ; le gaz qui se dégage est recueilli sur l'eau ou le mercure. Il importe de ne pas chauffer trop fortement l'azotate d'ammoniaque, d'abord parce que le dégagement du gaz pourrait être trop rapide et produire une explosion, ensuite parce qu'il pourrait aussi se dégager une

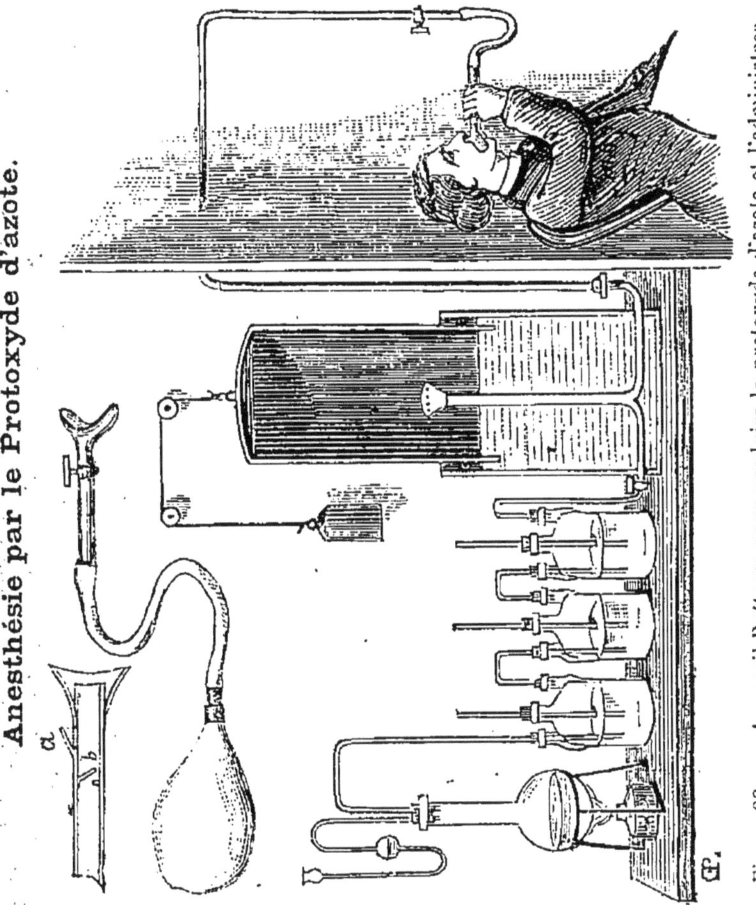

Figure 93. — Appareil Préterre pour produire le protoxyde d'azote et l'administrer.

certaine quantité d'ammoniaque non décomposée ou de bioxyde d'azote résultant de la décomposition incomplète de l'acide azotique. Le gaz ainsi obtenu serait irrespirable.

Si, pour la préparation du protoxyde d'azote, on n'employait pas de l'azotate d'ammoniaque parfaitement pur, le gaz obtenu pourrait être mélangé d'une petite quantité de chlore provenant de la décomposition du chlorhydrate d'ammoniaque que l'azotate renferme souvent. Dans cet état, on ne pourrait pas le faire respirer sans inconvénients.

Pour obtenir dans un état de pureté absolue de grandes quantités de protoxyde d'azote, nous avons fait construire et installer dans notre laboratoire des appareils que nous avons successivement perfectionnés, et qui nous permettent d'obtenir à volonté de très grandes quantités de gaz. En voici la description abrégée :

Dans un ballon chauffé au moyen d'une lampe à gaz (1), disposée de façon à permettre de mesurer

---

(1) Pour rendre parfaite la préparation du protoxyde, nous avons imaginé et fait breveter une lampe disposée de telle façon, que c'est le dégagement du gaz lui-même qui règle l'intensité de la flamme. On est sûr, par ce moyen, d'éviter de trop chauffer le ballon contenant le nitrate d'ammoniaque, et on est préservé de toute explosion. Ce perfectionnement, qui est de la plus haute importance, nous a demandé de très longues recherches.

avec précision l'intensité de la flamme, on place du nitrate d'ammoniaque *parfaitement pur* et on chauffe modérément, condition essentielle pour avoir de bon gaz. Le gaz qui se dégage traverse une série de flacons laveurs contenant des agents chimiques susceptibles de neutraliser les produits impurs qui pourraient se dégager avec lui (eau distillée, sulfate de fer, potasse, acide sulfurique, etc.).

Ainsi purifié, le gaz arrive dans un gazomètre à cloche en fer blanc d'environ 400 litres de capacité. Nous avons préféré le gazomètre à cloche à celui de Mitscherlich, généralement en usage dans les laboratoires, parce que toutes les fois qu'on a vidé le gaz que contient ce dernier, il faut le remplir d'eau, manœuvre très fatigante quand on opère sur des volumes considérables. Avec le gazomètre à cloche, la même quantité d'eau sert indéfiniment. De plus, le protoxyde d'azote étant soluble dans l'eau, on en perdrait de grandes quantités à chaque opération si l'on ne se servait pas d'un liquide qui en soit saturé. A ce gazomètre, nous en avons ajouté deux autres de 300 litres de capacité, que nous nommons gazomètres de *condensation*, dans lesquels nous laissons séjourner le gaz pendant longtemps avant d'en faire usage. Toutes les matières volatiles qu'il a pu entraîner s'y déposent.

Lorsque nous voulons soumettre une personne à

l'action du protoxyde d'azote, nous appliquons sur sa bouche une embouchure mise en communication par un tube en caoutchouc, soit avec les gazomètres installés dans notre laboratoire, soit avec un sac rempli de gaz. L'embouchure dont nous faisons usage, et qui est de notre invention, est construite de façon à permettre de mélanger une certaine quantité d'air avec le protoxyde d'azote et à rejeter au dehors le gaz expiré, au lieu de le renvoyer dans l'appareil.

N'oublions pas d'ajouter que le gaz, pour être absolument pur, doit avoir été préparé par un excellent chimiste, et que l'opération doit être pratiquée par une main habile, car la rapidité est une condition indispensable du succès.

Une personne inexpérimentée, qui tenterait de fabriquer ce gaz, s'exposerait à de graves mécomptes.

L'anesthésie produite par le protoxyde d'azote est extrêmement rapide ; après une à deux minutes au plus elle est obtenue. Elle dure en général une minute environ, temps parfaitement suffisant pour pratiquer une petite opération (ongle incarné, dents, abcès, etc.). En prolongeant les inspirations du gaz on obtient facilement la prolongation de l'anesthésie. En Amérique, les chirurgiens en sont arrivés maintenant à pratiquer toute sorte d'opérations chirurgicales avec le protoxyde d'azote. Ils ont reconnu qu'avec des moyens spéciaux, un individu pouvait être placé sans inconvénient pendant plus de quarante minutes sous l'influence du protoxyde d'azote (1).

Nous ne voulons entrer ici dans aucune considération sur le mode d'action du protoxyde d'azote : nous dirons seulement qu'il nous semble que l'anesthésie qu'il produit est obtenue beaucoup trop vite pour qu'on puisse admettre qu'il agit comme le chloroforme. Il nous paraît probable qu'il possède sur le système nerveux une action spéciale comparable à celle de la morphine et des autres narcotiques. C'est une question que les expériences que nous exécutons actuellement sur les animaux nous permettront bientôt de résoudre. Nous sommes convaincu que le protoxyde d'azote est un agent éminemment utile qui sera bien vite adopté en France pour les petites opérations chirurgicales. On hésite souvent, et avec raison, à soumettre un malade à l'action de l'éther ou du chloroforme pour une petite opération telle que celle de l'ongle incarné, l'extraction d'une dent, l'ouverture d'un abcès. etc., car on sait que l'anesthésie produite par ces

(1) Voyez, à ce sujet, les articles que nous avons publiés dans *L'Art dentaire*.

substances a souvent été suivie de mort. Le protoxyde d'azote ne présente au contraire, quand on l'emploie parfaitement pur, aucun danger. A l'époque où on a commencé à l'étudier, c'est-à-dire il y a plus de soixante ans, des milliers d'individus l'ont respiré sans inconvénient. Il ne s'est produit des accidents que lorsqu'on respirait du gaz impur. Nous avons respiré plusieurs centaines de fois le protoxyde d'azote sans en être nullement incommodé ; il en a été de même chez toutes les personnes auxquelles nous l'avons administré.

A la suite d'une note présentée en notre nom à l'Académie des sciences, par M. Cloquet, une discussion s'est élevée sur les propriétés du protoxyde d'azote. M. Chevreul a fait remarquer que les chimistes qui le respirèrent en France, il y a soixante ans, en furent incommodés. Berzélius a donné, il y a déjà longtemps, l'explication de ce fait en disant que le gaz employé contenait du chlore et du bioxyde d'azote. Il est bien évident que dans cet état le protoxyde d'azote est parfaitement irrespirable. Toutes les personnes qui en feront usage dans ces conditions en éprouveront de fâcheux effets, ainsi que cela est arrivé récemment à un Allemand, M. Hermann. Ce n'est pas au protoxyde d'azote qu'il faut s'en prendre des insuccès obtenus, mais uniquement à la maladresse des opérateurs. Nous avons administré le gaz plusieurs milliers de fois sans observer le plus léger accident, et il en a été de même en Amérique.

On voit, par ce qui précède, que le protoxyde d'azote présente sur les autres anesthésiques une supériorité incontestable. Nous n'en connaissons aucun qui puisse lui être comparé. Il est infiniment supérieur aux anesthésiques généraux, tels que l'éther et le chloroforme, et aux anesthésiques locaux (1), tels que l'électricité et la réfrigération avec l'appareil de Richardson. Nous n'employons ces derniers procédés, efficaces quelquefois, mais peu commodes, que pour satisfaire les exigences de ceux de nos clients qui sont assez pusillanimes pour craindre d'être endormis. Dans tous les cas, toutes nos opérations sont actuellement pratiquées sans douleur pour le patient.

(1) Les anesthésiques locaux sont ceux qui n'agissent que sur la partie à insensibiliser sans produire le sommeil.

CHAPITRE XVIII

Des dents et pièces artificielles.

Dans le premier chapitre de cet ouvrage nous avons parlé de l'importance des dents et des effets de leur absence sur les maladies de l'estomac. La perte de plusieurs dents ayant une influence considérable sur la santé, il est absolument nécessaire de faire remplacer les dents naturelles perdues par des dents artificielles. C'est le seul moyen de remédier aux maux de l'estomac et aux névralgies résultant de la perte des dents. Cette opération s'exécutait d'un façon bien imparfaite, il y a quelques années à peine; mais les progrès de la chirurgie dentaire ont été si rapides qu'il est possible maintenant de remplacer les dents absentes par des dents ayant exactement le même aspect et servant aux mêmes usages.

On croit généralement que les applications de la prothèse dentaire sont récentes. Les recherches que nous avons faites pour éclaircir cet intéressant sujet nous ont conduit à reconnaître que chez les Romains l'art de

...réparer des ans l'irréparable outrage

était parfaitement connu.

Plusieurs épigrammes de Martial font allusion aux dents artificielles :

Dentibus atque comis, nec te pudet, uteris emptis,
Quid facies oculo, Lælia ? non emitur.

« Tu portes les cheveux et les dents que tu as achetés, Lélia. Mais comment faire pour ton œil ? on n'en vend pas. »

Dans une autre épigramme, le même poète s'exprime ainsi :

Thaïs habet nigros, niveos Lucania dentes ;
Quæ ratio est ? Emptos hæc habet, illa suos.

« Thaïs a les dents noires, Lucania les a blanches. Pourquoi ? C'est que la première a ses dents naturelles, tandis que l'autre a celles qu'elle a achetées. »

De quelle manière étaient formés ces râteliers artificiels ? Martial encore va nous le dire :

Sic dentata sibi videtur Æyle
Emptis ossibus Indicoque cornu.

« Eglé se figure qu'elle a des dents, parce qu'elle porte un râtelier d'os ou d'ivoire. »

A l'époque où écrivait Martial, c'est-à-dire pendant le premier siècle de l'ère chrétienne, la prothèse devait être arrivée à un certain degré de perfection, car elle était en usage depuis plusieurs siècles. Dans la loi des Douze Tables, qui remonte à l'année 450 avant Jésus-Christ, il est dit qu'il est défendu d'ensevelir les morts avec de l'or. On ne faisait exception que pour l'or qui pouvait se trouver dans la bouche pour lier les dents.

Jusqu'au siècle dernier, l'art du dentiste reste dans l'enfance ; on le voit renaître pendant quelques années à l'époque où existaient les « experts dentistes, » puis disparaître de nouveau. Ce n'est qu'au commencement de ce siècle que les Américains élevèrent cet art à l'état de science.

Ajoutons à ce qui précède que nous possédons, depuis plus de vingt-cinq ans, un dentier fait chez les sauvages Peaux-Rouges de l'Amérique. Cette pièce curieuse figurait dans notre collection de l'Exposition universelle de 1867. A quel âge remonte sa fabrication ? C'est ce que nous ne saurions dire.

Bien que d'ignorants charlatans imposent chaque jour aux dents artificielles les noms les plus variés, toutes les espèces connues se réduisent à trois. Ce sont les dents humaines, les dents d'hippopotame, dites *osanores*, et les dents minérales.

DENTS HUMAINES

Ces dents, dont il se fait un commerce considérable, et qu'on se procure généralement dans les hôpitaux et les ambulances des armées, seraient évidemment celles qu'il faudrait préférer si elles ne présentaient pas le grave inconvénient de s'altérer souvent rapidement et d'être, par cela même, moins bien acceptées que les dents minérales. Leur durée dépasse rarement cinq à six ans.

DENTS D'HIPPOPOTAME

Les dents d'hippopotame, baptisées du nom pompeux d'*osanores* par des industriels fantaisistes, sont les plus détestables dents artificielles dont on puisse faire usage. Elles jaunissent très rapidement, communiquent à l'haleine une odeur infecte, et sont complètement détruites en peu de mois. Ce n'est que dans des cas tout à fait exceptionnels, comme, par exemple, lorsque la muqueuse buccale est d'une sensibilité exagérée, qu'il faut en faire usage.

DENTS MINÉRALES

Ces dents ont été très perfectionnées dans ces derniers temps par les dentistes américains, et sont supérieures à tout ce qui a été fait jusqu'à ce jour. Ce sont les seules qui soient complètement inaltérables. En outre, comme il est facile de leur donner la teinte que l'on veut, on peut les rendre tout à fait semblables aux dents restantes.

Les substances les plus diverses ont été proposées pour servir de base aux râteliers. Nous nous sommes arrêté, ainsi que nous le dirons plus loin, à la vulcanite. Mais parmi les substances nouvelles proposées récemment, il en est deux que nous croyons devoir mentionner : nous voulons parler du collodion et de l'aluminium.

Tout le monde connaît le collodion, ce liquide sirupeux, qu'on obtient en dissolvant du coton-poudre dans l'éther alcoolisé, et dont les chirurgiens et les photographes font journellement usage. On ne soupçonnait guère qu'avec ce liquide il serait possible de fabriquer une substance ayant l'aspect et la dureté de l'ivoire. C'est cependant ce qu'on fait aujourd'hui. Avec le collodion, on fabrique une substance nommée Parcksite, destinée à remplacer l'os et l'ivoire dans leurs innombrables applications : manches de couteau et d'instruments de chirurgie, boutons, peignes, etc., avec cette supériorité sur l'os et l'ivoire, que cette nouvelle substance se moule aussi facilement que la cire.

Notre frère, le docteur Adolphe Préterre, de New-York, a pensé que ce produit nouveau pourrait être employé à la confection de dentiers, et il a présenté,

il y a quelques années, à l'association polytech-
nique de l'Institut de New-York, un dentier fait
avec du collodion, qui, examiné avec soin par les
médecins et dentistes présents, a été reconnu pos-
séder toutes les conditions requises de solidité.
Plusieurs assistants ont fait remarquer que cette
substance serait préférable à celle employée actuelle-
ment à la confection des dentiers, qui occasionne
quelquefois de la salivation mercurielle, à cause du
bisulfure de mercure qui entre dans sa composi-
tion. Les journaux scientifiques américains, notam-
ment l'*American Journal of mining*, l'*Américan
Artisan*, etc., ont entretenu leurs lecteurs de cette
application du collodion.

Nous avons fait avec le collodion plusieurs expé-
riences dont les résultats n'ont pas été assez con-
cluants pour nous engager à le substituer à la
vulcanite.

Le collodion durci employé pour la confection
des dentiers a reçu en Amérique le nom de cellu-
loïde, du nom de la cellulose, d'où il dérive. La
façon de la préparer est la suivante :

On prend la cellulose du chanvre transformée en
papier par les procédés ordinaires, on plonge ce
papier pendant assez longtemps dans un mélange
d'acides nitrique et sulfurique, et on obtient ainsi
de la pyroxiline qui est le principal ingrédient de la

10

celluloïde. On réduit cette pyroxiline en pulpe et on compose le mélange suivant :

Pyroxiline.	100	parties.
Camphre.	40	id.
Oxyde de zinc	2	id.
Vermillon	0.6	id.

On soumet ensuite le tout à deux reprises à une pression hydraulique de 500 kilogrammes par centimètre carré, et on laisse sécher pendant deux mois. Le résultat de ces opérations donne la celluloïde prête à être employée.

Les journaux spéciaux et les sociétés odontologiques américaines se sont beaucoup occupés de cette nouvelle substance qui a soulevé bien des discussions et dont des charlatans se sont emparés pour en faire le sujet de leurs réclames annonçant ces dentiers comme inconnus en Europe.

Nous avons essayé à plusieurs reprises la celluloïde, mais nous ne l'employons qu'avec une certaine timidité. Car, si dans quelques cas elle nous a donné des résultats satisfaisants, dans d'autres, au contraire, elle a laissé beaucoup à désirer. Entre autres inconvénients, elle paraît avoir celui de se déformer à l'usage. Nous attendrons pour en faire un emploi suivi qu'elle ait fait ses preuves d'une façon plus complète et qu'elle ait reçu les derniers perfectionnements.

Quant à l'aluminium, la légèreté qu'il possède en fait un métal précieux pour une foule d'usages. Quelques dentistes ont songé à l'appliquer à la fabrication des dentiers, et, tout récemment encore, de nouveaux essais ont été tentés en Amérique dans cette voie. Nous croyons que jamais l'aluminium ne pourra être utilisé pour la fabrication des pièces artificielles destinées à séjourner dans la bouche, et nous basons notre croyance sur l'altérabilité bien connue de ce métal sous l'influence d'un grand nombre d'agents chimiques, la salive notamment.

Les expériences que nous avons faites à ce sujet avec notre ami, M. W. Rutterford, de Londres, ne laisseront assurément aucun doute dans l'esprit de nos lecteurs.

Nos essais ont porté sur les substances avec lesquelles un dentier d'aluminium pourrait se trouver le plus fréquemment en contact, c'est-à-dire l'eau, le sel marin et le vinaigre. Des lames d'aluminium ont été introduites dans des flacons contenant :

Flacon n° 1. Eau, 100 ; vinaigre, 100 ; sel, 100.
Flacon n° 2. Eau, 1000 ; vinaigre, 1.
Flacon n° 3. Eau, 1000 ; sel marin, 1.
Flacon n° 4. Eau ordinaire.

Les lames placées dans le flacon n° 1 furent attaquées et rongées très rapidement. Celles du flacon n° 2 furent rongées moins vite. Celles des flacons n°s 3 et 4 ne présentèrent d'abord aucune trace sensible d'altération, mais au bout de quelques semaines, la surface du métal était légèrement corrodée.

Ces expériences démontrent l'impossibilité d'employer l'aluminium à la fabrication des pièces artificielles.

Examinons maintenant les moyens de faire tenir les pièces artificielles dans la bouche.

On a d'abord eu recours, pour obtenir leur adhérence, à des fils, des crochets et des ressorts.

Aujourd'hui, ces divers moyens sont abandonnés des dentistes habiles, qui n'y ont plus recours que dans quelques cas spéciaux.

En voici la raison :

Les fils et les crochets ébranlaient les dents choisies pour point d'appui et pouvaient en amener la chute.

Les ressorts, moyen commode, pour un dentiste peu soigneux, de suppléer au défaut d'ajustement de ses pièces, constituent un mécanisme délicat, facile à déranger, susceptible de se briser dans le milieu d'un repas en entraînant pour conséquence la chute hors de la bouche de l'appareil démantibulé ! Les ressorts, par la pression continue qu'ils exercent, provoquent en outre, d'une part la chute des dents restantes, et de l'autre, la déformation inévitable de la mâchoire, qu'on ait ou qu'on n'ait plus de dents naturelles. Cette déformation se traduit par la difformité qu'on appelle vulgairement le menton de galoche, et vient détruire la symétrie des traits.

Je passe sous silence les autres inconvénients qu'entraînent trop souvent ces divers procédés : l'ulcération des gencives, l'excoriation des muqueuses.

Aussi, dès 1835, les Américains auxquels, on ne saurait trop le répéter, on doit tous les progrès de l'art dentaire, ont tenté de remplacer ces moyens défectueux par la force d'adhérence, obtenue par la pression atmosphérique, facilitée par une cavité du vide, sorte de chambre à air avec ou sans soupape ménagée dans la plaque.

Les premiers essais ne donnèrent pas les résultats qu'on en attendait, et ce n'est que dix ans plus tard, en 1845, que les docteurs Dwinell et Jahial Parmly, de New-York, construisirent des plaques avec chambre à air parfaitement adhérentes.

Nous revendiquons l'honneur d'avoir apporté le premier ce procédé en France. Nous avons fait plus encore, nous l'avons perfectionné en supprimant la chambre à air, qui a le défaut d'exercer sur les muqueuses une action irritante.

10.

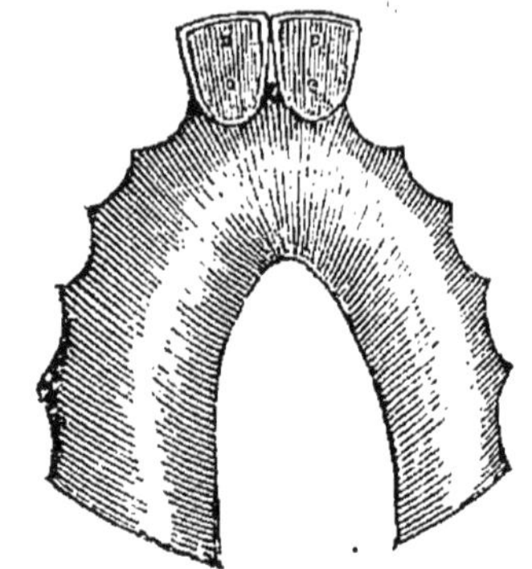

Figure 99. — Deux dents posées sur base à succion.

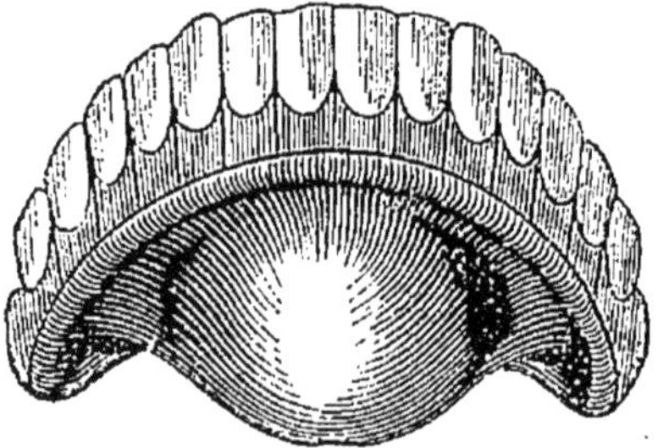

Figure 100. — Dentier de haut à succion, vu de face. — Introduit par nous en Europe en 1853.

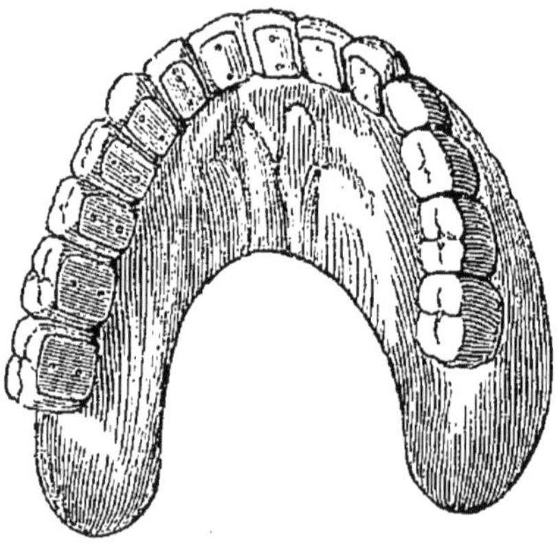

Figure 101. — Le même appareil, vu intérieurement.

Nos pièces artificielles, grâce à leur minutieux et irréprochable ajustement, adhérent solidement par la seule puissance de la pression atmosphérique résultant du vide produit en aspirant fortement l'air renfermé entre les gencives et l'appareil ; c'est pour cette raison que nous leur avons donné le nom d'appareil à succion.

L'on nous excusera d'entrer ici dans quelques détails sur une innovation si importante, qui nous a valu de nombreuses récompenses, telles que l'unique médaille accordée à ce genre d'appareil à l'exposition universelle de Paris de 1855, la grande médaille à l'exposition de Londres en 1862, la seule qui ait été décernée sur cent quatre-vingt-un concurrents. Depuis, nos travaux nous ont encore valu la seule médaille d'or qui ait été décernée aux dentistes à l'exposition de 1867, et un grand prix de la Faculté de médecine de Paris. Voici, du reste, un extrait du catalogue des objets exposés par nous dans la section des Etats-Unis d'Amérique :

« Les échantillons de dents aurifiées et de pièces artificielles, que M. Prétorre a soumis à l'appréciation du public et du jury de l'Exposition, constituent, à n'en pas douter, le plus haut degré de perfection qui ait encore été atteint dans ces deux branches de l'art du dentiste.....

« ..... Cet heureux perfectionnement a amené la suppression complète des pièces en hippopotame ou en dents humaines dont les nombreux inconvénients sont aujourd'hui bien connus, et que les dentistes américains ont depuis longtemps bannies de leur pratique, ainsi que les ressorts si gênants et les pièces à crochets fixes qui ébranlent et détruisent peu à peu les dents sur lesquelles elles s'appuient, et dont le déplacement est toujours difficile, sinon impossible. On comprend aisément que la fixité d'une pièce ne permettant pas de la nettoyer, les parcelles alimentaires s'y accumulent, s'y corrompent, causent l'inflammation des gencives et donnent une odeur désagréable.

« Par une nouvelle méthode qui repose sur une loi physique, M. Préterre obtient une adhérence complète qui permet la suppression de toute espèce de mécanisme ou de ressorts : dès lors, l'application des pièces a lieu sans aucune souffrance ; aucun dérangement n'est à craindre dans leur usage, et le déplacement s'en fait à volonté.

« Un autre avantage de son système est la facilité avec laquelle, lorsqu'un accident survient à un dentier, il peut remplacer une ou plusieurs dents, en soumettant de nouveau la pièce au feu, ce qu'on ne peut faire avec les autres méthodes de dentiers en pâte minérale ordinaire, dont la réparation est presque toujours impossible.

« En résumé, avec ce nouveau procédé :

« Solidité plus grande, suppression de tout mécanisme.

« Ressemblance toujours parfaite des dents et des gencives.

« Inaltérabilité de la substance composant les pièces.

« Réparation facile.

« Prix égal à celui des systèmes le plus en vogue. »

En 1859, nous avons encore amélioré ces procédés en introduisant en France un perfectionnement de la plus haute importance. Aux plaques d'or, de platine ou d'argent, naguère employées, nous avons substitué une matière aussi inaltérable, mais souple et élastique, sans éclat métallique, mais susceptible d'un extrême poli et d'une couleur qui s'harmonise, au gré de l'opérateur, avec les nuances plus ou moins rosées des gencives. Cette substance, à laquelle on a donné le nom de *vulcanite*, est composée de sève de *balata* (1), additionnée de matières colorantes. Avec elle les empreintes et les contre-

_____

(1) *Sapota Mulleri (sapotacées)*.

empreintes sont d'une fidélité bien plus parfaite que par les anciens procédés, et l'ajustement des pièces se fait plus correctement. On reprochait aux plaques métalliques leur extrême conductibilité, qui transmet au collet des dents et à la muqueuse les températures variées des matières alimentaires : rien n'est moins conducteur du calorique que la matière nouvellement employée.

Pour bien comprendre le principe sur lequel repose notre système de dents artificielles, il suffit de se rappeler une expérience qu'on répète dans tous les cours de physique et qui est connue sous le nom d'expérience des hémisphères de Magdebourg. Ces hémisphères sont composés, comme on sait, de deux calottes sphériques s'emboîtant parfaitement et qu'on peut séparer avec la plus grande facilité avant qu'on y ait fait le vide. Mais aussitôt qu'on a enlevé avec une machine pneumatique l'air qu'elles renfermaient, il devient à peu près impossible de les séparer. Il en est de même de nos appareils quand, après les avoir appliqués, on aspire fortement l'air contenu entre eux et les gencives; ils adhèrent avec presque autant de force que les dents naturelles. C'est à cette petite opération, nécessaire pour les faire tenir, que nos dentiers doivent le nom de dentiers à succion ou à pression atmosphérique.

Les ventouses appliquées contre des glaces pour supporter des objets, ou encore l'expérience d'un pavé qu'on peut enlever avec un simple morceau de cuir et une ficelle, donneront une idée suffisante du principe de nos appareils aux personnes qui ne connaissent pas l'expérience des hémisphères de Magdebourg.

On a cru pendant longtemps que le système qui précède ne pouvait être employé que lorsqu'il s'agissait d'un dentier complet, parce qu'on pensait qu'une pièce ne portant qu'un petit nombre de dents ou une seule, n'offrirait pas à la pression atmosphérique une surface assez large. L'expérience a démontré que cette opinion est erronée, et on a reconnu qu'il était aussi facile de poser une seule dent artificielle qu'un râtelier très complet. Toutefois, quand il s'agit d'une seule dent ou d'un très petit nombre de dents, nous préférons, quand la chose est possible, poser des dents à pivot.

Parmi les divers systèmes de dents artificielles, les dents dites à pivot, c'est-à-dire surmontées d'un pivot qu'on implante dans une racine, sont certainement celles qui, en prothèse, imitent le mieux la nature. Lorsque l'opération a été bien réussie, plus d'un dentiste, en nettoyant la bouche, ne reconnaîtra pas la présence d'une dent artificielle à pivot, tant l'imitation est parfaite. Pour obtenir d'aussi beaux résultats, voici les conditions qu'il est nécessaire de rencontrer :

Des racines saines, c'est-à-dire encore vierges de carie ou n'en présentant que des traces, et où le canal dentaire est de dimensions suffisantes pour recevoir un pivot cylindrique et non conique, comme l'appliquent la plupart des praticiens. On peut donner comme règle que les dents à pivot ne doivent s'appliquer qu'aux dents de devant; elles ne réussissent que rarement pour les petites molaires, parce que la forme de leurs racines est toujours irrégulière.

Nous n'appliquons de dents à pivot qu'avec la plus grande réserve sur les racines ayant produit des abcès, et, dans ce cas, nous instituons un traitement tendant à faire disparaître ces abcès et obtenir ainsi une racine relativement saine. Nous avons soin, dans ce cas, de prévenir notre client de ne pas être effrayé si une fluxion se produit.

Quand nous voyons un trop grand nombre de dents absentes, nous hésitons à poser des dents à pivot, qui auraient, en l'absence de molaires, à supporter tout leur travail et seraient bientôt ébranlées. Nous préférons, dans ce cas, recourir à une pièce artificielle; mais quand la dent à pivot peut être appliquée avec chance de succès, nous n'hésitons pas à employer ce moyen, qui affranchit le patient de tout appareil.

La durée des dents à pivot est presque illimitée. Récemment nous avons rencontré une personne porteur d'une dent à pivot, que nous lui posâmes à New-York, alors que nous étions élève en chirurgie, il y a trente-huit ans, et, ce qu'il y a de plus extraordinaire, cette dent était une dent naturelle. Il est vrai que les conditions étaient excellentes, que la racine sur laquelle nous avions greffé notre dent était une racine de dent cassée et que, grâce à des soins journaliers, notre client n'avait pas perdu une seule dent.

Les dentiers à succion ne produisent tous les effets qu'on est en droit d'en attendre que lorsqu'ils ont été construits avec beaucoup de soins, car l'adhésion de la base du dentier aux gencives résulte de l'exactitude de son adaptation. Pour que l'adhérence soit complète, il faut que cette adaptation soit parfaite, ce qui constitue une grande difficulté. Si la plaque a été mal moulée ou si elle s'est déformée pendant que l'on y soudait les dents, elle ne se maintiendra pas en place quand elle sera placée sur la mâchoire. C'est donc avec raison que le professeur Harris dit : « Quand on n'apporte pas à la fabrication de ces dentiers des précautions judicieuses et une habileté spéciale, on peut s'attendre à les voir échouer complètement, ou au moins à adapter des pièces dont l'usage ne sera ni satisfaisant ni avantageux. Beaucoup de praticiens qui ont essayé de placer des dents artificielles suivant cette méthode ont échoué et l'ont condamnée, tandis que l'insuccès ne devait être attribué qu'à quelque faute commise dans l'adaptation de la plaque aux gencives. Un grand nombre d'insuccès sont dus à ce qu'on place la pièce trop tôt. En effet, quoique la plaque sur laquelle sont fixées les dents s'adapte bien à la forme des gencives au moment où on l'applique, elle cessera bientôt de s'appliquer exactement, si on la pose avant le temps nécessaire pour que les changements qu'éprouve le bord alvéolaire après l'avulsion des dents naturelles soient complètement achevés. Lorsque les choses se passent ainsi, l'air s'introduit entre la plaque et les gencives, et par conséquent l'appareil ne tient plus. Si, au contraire, on laisse à ces changements le temps de s'accomplir, l'appareil tiendra bien et pour longtemps. »

On voit, par ce qui précède, quels soins exigent les pièces artificielles. Comme le public ne peut apprécier au simple aspect la différence existant entre une pièce bien ou mal faite, ou entre une opération bien ou mal dirigée, il va d'abord au meilleur marché sans soupçonner les conséquences désastreuses qui peuvent en résulter pour lui. Une opération mal

faite entraîne la perte de la dent ou des dents opé-
rées, et si peu qu'on l'ait payée, c'est toujours trop
cher. Une pièce mal réussie entretient une gêne
continuelle dans la prononciation et la mastication,
ou compromet la solidité des dents restantes. Le
client qui a cru faire une économie reconnaît trop
tard qu'il s'est trompé, et souvent il attribue à l'im-
perfection de l'art dentaire ce qui n'est que le ré-
sultat de l'ignorance du praticien auquel il s'est
adressé. C'est bien à tort qu'on apporte la plus
grande légèreté dans le choix d'un dentiste et qu'on
se laisse le plus souvent guider uniquement par
une question d'économie : jamais on ne devrait ou-
blier que lorsqu'il s'agit de sa santé on a tort de se
montrer parcimonieux.

Une pièce se fixant sur les dents restantes, doit
tenir solidement dès qu'elle est posée. Le contraire
est la règle pour les pièces à succion. Elles tiennent
très peu dès le début, et leur adhérence s'obtient
progressivement à mesure qu'elles sont portées, et
jusqu'à ce qu'elle soit complète.

Quelque bien exécutée que soit une pièce artifi-
cielle, il arrive quelquefois qu'on est obligé d'y retou-
cher. Certaines portions des gencives peuvent, sous
la pression de l'appareil, s'excorier ou s'enflammer et
éprouver des changements de forme qui nécessitent
des modifications correspondantes dans l'appareil.

Toute personne douée de patience et qui présente une conformation ordinaire de la bouche, peut retrouver, au moyen d'une pièce artificielle, une élocution aisée, la parfaite articulation des mots et la faculté de mâcher toute sorte d'aliments.

Lorsqu'on pose un appareil complet ou même la plus petite pièce dans la bouche d'un individu qui n'en a jamais porté, ou qui n'en a pas porté depuis quelque temps, il éprouve une certaine gêne. Non seulement il lui est impossible souvent de bien mâcher les aliments avec les nouvelles dents, mais encore il éprouve de la difficulté à prononcer les mots, quelquefois même, ce qui est du reste rare, il est pris de légers vomissements. Au bout de quelques semaines, souvent dès le premier jour, parfois même dès la première heure, ces inconvénients ont complètement disparu.

Outre la gêne que produit souvent un dentier neuf ou une pièce partielle, ils possèdent quelquefois, lorsqu'ils viennent d'être posés, un aspect crû et criard peu propre à satisfaire le client, qui commence toujours par trouver des défauts à sa pièce et, en résumé, reste convaincu qu'il n'arrivera jamais à supporter un appareil qui lui semble aussi laid qu'incommode. Sa physionomie lui paraît complètement changée, et elle l'est en effet, car la figure d'une personne qui n'a pas de dents est loin de ressembler à la figure d'une personne qui en possède, et il faut quelque temps à celui qui porte un appareil pour s'habituer à sa nouvelle ou, pour mieux dire, à son ancienne figure telle qu'elle était alors qu'il possédait toutes ses dents.

En résumé, l'impression produite par la pose récente d'un dentier est rarement satisfaisante, et souvent nous avons vu un client passer plusieurs heures devant une glace contractant tous les muscles de sa figure et leur imprimant un véritable tic nerveux, sous prétexte de rendre sa pièce bien visible et de juger complètement de son effet, qui, on le comprend facilement, ne peut dans ce cas qu'être infiniment disgracieux, car chacun des mouvements de la face déplace l'appareil.

Il faut souvent, du reste, ainsi que nous l'avons dit plus haut, faire subir à la pièce plusieurs retouches avant qu'elle soit parfaitement adaptée aux organes. Ce n'est qu'après ces diverses opérations, qu'on pourrait nommer le réglage du dentier, et alors que le client a repris tout son calme, qu'il peut se servir utilement et sans gêne de son appareil, et juger alors de l'œuvre achevée, ce qui était impossible auparavant.

Nous avons déjà écrit plusieurs fois et nous ne cessons de répéter, car cette image nous semble pleine de justesse, qu'il en est d'un dentier comme d'un instrument de musique. Ce n'est qu'avec le temps qu'on apprend à s'en servir. N'en est-il pas de même pour tous les objets dont on fait usage pour la première fois? Est-on jamais satisfait complètement d'une chaussure neuve? D'un côté ou d'un autre, elle nous gêne, et son aspect nous semble parfois plus ou moins désagréable. Ce n'est qu'après l'avoir portée quelque temps que tous ces inconvénients disparaissent et que nous sommes satisfaits. Il ne suffit pas qu'on mette une plume ou un instrument de musique dans la main d'un enfant pour qu'il sache écrire ou jouer ; il faut, et l'individu porteur d'un dentier est dans le même cas, qu'il apprenne à s'en servir. La *patience* est la première condition du succès.

Ce sont là des vérités banales que nous répétons sans cesse à tous nos clients, mais qui, paraît-il, ne sont pas encore assez connues, puisque nous nous voyons constamment dans la nécessité de les rappeler.

Il est bien entendu que, dans ce qui précède, nous n'avons eu en vue que les cas difficiles, on pourrait dire exceptionnels. Il nous arrive tous les jours de poser des appareils qui sont immédiatement supportés sans gêne par le client et à sa plus grande satisfaction.

Parmi les causes qui compromettent au plus haut

degré le succès des pièces artificielles, il faut placer au premier rang le manque de confiance envers le dentiste et la rapidité avec laquelle le client veut souvent être servi. Nous ne saurions mieux faire que de répéter à ce sujet les sages réflexions d'un praticien trop tôt enlevé à la science, le docteur Gaillard :

« Trompé sans doute par les réclames pompeuses de tant d'illustres coryphées, dit ce médecin, on se rend chez le dentiste pour commander une pièce artificielle ou une opération, comme s'il s'agissait d'un simple vêtement, et lorsque le praticien déclare l'urgence d'un traitement préparatoire, on lui répond : Ça presse ; il faut que dans vingt-quatre heures ce soit une affaire bâclée.

« Vous aurez beau faire observer que les gencives sont malades, que les alvéoles, récemment dégarnies de leurs racines, ne sont pas encore oblitérées et que les rebords des maxillaires subiront nécessairement des modifications qui ne permettront plus une adaptation parfaite de la pièce artificielle, tout est inutile ; l'essentiel, c'est que le travail soit fait et posé à l'heure indiquée. Tel est le langage de beaucoup de gens qui se figurent que le progrès existe dans la nature comme dans les choses industrielles, et qu'on peut régir les actes réparateurs de l'organisme au gré de leurs désirs.

« Evidemment, ce serait élever contre la prothèse des griefs injustes que de lui imputer les fâcheux résultats qui peuvent se produire à la suite de ces exigences inconsidérées. Aussi, en signalant cette funeste tendance à tout précipiter, n'ai-je pas d'autre intention que de démontrer l'importance d'un traitement préparatoire, traitement qui varie, bien entendu, suivant les cas, mais qui a toujours pour but de mettre la surface gencivale et les parties environnantes dans les meilleures conditions de résistance et de stabilité » (1).

Ce n'est qu'au moyen de soins convenables qu'on peut préserver les pièces artificielles de toute altération ; on doit les brosser tous les jours avec notre poudre dentifrice gaulthérine, et les rincer ensuite

(1) Quand nous voyons l'impatience des clients à se servir immédiatement d'une pièce, cela nous rappelle la lettre écrite à la fin du siècle dernier par Washington à son dentiste Greenwood, de Philadelphie.

« Mon cher ami, il y a maintenant neuf mois que je porte votre admirable machine, je commence à bien parler et j'entrevois dans un avenir très prochain le moment où je pourrai manger ; envoyez-moi quelques pieds de ressorts, car ils s'usent vite et je suis obligé de les remplacer souvent. »

Que diraient les clients de nos jours, dont l'impatience a crû encore plus vite que les progrès ? Ce n'est plus au bout de neuf mois qu'ils se contenteraient de bien parler et de manger, c'est sur-le-champ qu'ils voudraient faire les deux, et nous y arrivons souvent. Si Washington et son dentiste revenaient de l'autre monde, ils seraient sans doute bien étonnés !

dans l'eau additionnée de notre élixir gaulthérine. Cette poudre et cet élixir anti-putrides et composés spécialement pour l'entretien des pièces artificielles leur assurent une conservation très longue.

On ne doit pas garder la nuit les pièces artificielles, afin que les gencives puissent se reposer de leur contact.

Quelques personnes ne les retirent jamais; d'autres se contentent de les retirer une ou deux fois par semaine, s'en tenant à les nettoyer en se rinçant la bouche. Nulle pratique n'est plus préjudiciable! Il est impossible que la pièce soit tenue propre en se rinçant simplement la bouche, il faut l'ôter pour la bien nettoyer. D'ailleurs, la bouche s'affectera nécessairement, et les gencives s'ulcéreront si elles restent constamment recouvertes d'une pièce artificielle.

Si l'on enlève alors la pièce artificielle, on trouvera la muqueuse rouge, enflammée, injectée de sang, très ramollie et saignante au moindre attouchement. Sur la surface de la plaque, en contact avec la muqueuse, une matière sébacée, blanche, excessivement irritante, se sera concrétée.

On doit avoir grand soin de ne pas contracter la mauvaise habitude de garder la nuit une pièce artificielle, à moins que cela ne soit absolument exigé par des convenances impérieuses; mais c'est là un

11.

cas exceptionnel, et quand il se présente, on devrait changer de pièce le soir, en remplaçant celle qu'on porte dans la journée par une autre à base plus étroite que celle dont on se sert pour mâcher.

On ne retire qu'un seul avantage des pièces portées la nuit, c'est de tenir les mâchoires séparées, écartées l'une de l'autre. Les gencives étant, à l'état naturel, constamment baignées par la salive et nettoyées par le frottement de la langue et des aliments, il est grandement à désirer qu'elles restent libres au moins huit heures sur vingt-quatre.

Lorsqu'on ne garde pas une pièce artificielle dans la bouche, elle doit être placée dans un verre plein d'eau additionnée d'une petite cuillerée de gaulthérine.

Il est essentiel, quand on porte une pièce artificielle, le dentier à succion surtout, de s'exercer à mâcher des deux côtés à la fois, sous peine de voir la pièce perdre son adhérence.

Il faut avoir recours aux pièces artificielles dès qu'on aura perdu quelques grosses ou petites molaires. Ces dents non seulement servent à la mastication, mais encore maintiennent les dents restantes qui, isolées, tomberaient ou dévieraient rapidement, et qu'il faut remplacer dès qu'elles sont absentes. Si on prenait l'habitude de mâcher avec les dents de devant, celles du haut seraient bientôt rejetées en avant ou usées, en raison de la pression qu'exercent sur elles celles d'en bas, et la difformité, dite *menton de galoche*, en serait bientôt la conséquence. Les incisives ne sont pas conformées de façon à broyer les aliments, et il est inutile de chercher à les faire servir à cet usage.

Nous ne saurions trop insister, en terminant, sur la difficulté extrême qu'il y a à bien réussir un râtelier ou la plus petite pièce artificielle. Un dentiste expérimenté, très instruit et possédant des ateliers convenablement organisés, et où existe la division du travail, peut seul conduire cette opération à bonne fin. Les industriels qui posent à bas prix des râteliers en 24 et 48 heures sont des charlatans ignorants, indignes de toute confiance. Si on réfléchit que ce n'est que par la pression atmosphérique qu'adhèrent les dentiers dits à succion, on comprendra avec quelle précision rigoureuse ils doivent être ajustés, et quels soins et quel temps exige leur adaptation sur des parties encore très sensibles. On a tort de tant chercher à se procurer des dents artificielles ou des râteliers à prix réduits, car pour un organe aussi précieux et aussi indispensable que les dents, on doit toujours exiger quelque chose de parfait. Un dentier ou une pièce artificielle mal construite ne donnent que de mauvais résultats, d'amères déceptions, et peuvent occasionner chez ceux qui les portent les accidents les plus graves, ainsi que nous en avons vu trop d'exemples. Quant aux dents artificielles isolées, lorsqu'elles sont mal ajus- tées, on ne peut s'en servir sans gêne, et elles ont pour résultat inévitable la carie ou la chute des dents voisines, tandis que leur rôle essentiel devrait être de les soutenir.

CHAPITRE XIX

Des différentes applications de la prothèse dentaire. — Traitement des divisions palatines. — Musée des restaurations buccales.

Les chapitres qui précèdent sont entièrement consacrés à l'hygiène des dents, au traitement des maladies dont elles peuvent être atteintes, et aux moyens de les remplacer quand elles sont perdues. Nous n'avons rien dit des applications les plus importantes de la prothèse dentaire, comptant publier prochainement un ouvrage fort complet sur cette question. Chargé officiellement des restaurations buccales les plus difficiles sur les victimes des dernières campagnes de Crimée, d'Italie, de Chine, de Pologne, du Mexique et de la guerre de 1870-1871, nous avons imaginé et appliqué dans les hôpitaux de Paris un grand nombre d'appareils pour remédier aux diverses lésions traumatiques de la bouche : becs-de-lièvre, résections partielles ou totales des mâchoires inférieure ou supérieure, nécroses ou perforations, difformités dentaires, anomalies, etc.,

etc. La Faculté de médecine de Paris a voulu récompenser nos travaux d'une façon toute spéciale, et elle nous a décerné à l'unanimité le prix Barbier d'une valeur de 1,200 francs.

Dans le but de montrer aux lecteurs combien sont nombreuses les applications de la prothèse, nous reproduisons à la fin de ce chapitre le catalogue des pièces qui composent notre musée des restaurations buccales.

Bien que notre intention ne soit pas d'entrer maintenant dans aucun détail au sujet des pièces qui le composent, nous appellerons cependant l'attention de nos lecteurs sur les appareils que nous avons construits pour remédier au bec-de-lièvre compliqué de divisions congénitales ou acquises de la voûte du palais et de son voile (1). Ce genre d'affections est relativement commun, puisque d'après nos calculs faits sur les statistiques des conseils de révision, il naît annuellement en France plusieurs milliers d'individus atteints de cette infirmité. Il n'est guère personne qui n'ait rencontré de ces individus qui nasonnent au point d'être complètement inintelligibles et à qui, par conséquent, toutes les carrières sont fermées. L'article suivant, extrait

(1) Voir notre *Traité des divisions congénitales ou acquises de la voûte du palais et de son voile*, illustré de nombreuses gravures.

d'un journal de médecine, le *Courrier médical*, montre les difficultés qu'il fallait vaincre pour remédier à cette infirmité.

Après avoir cité un malade, traité à l'Hôtel-Dieu sans succès pour une division considérable de la voûte du palais et de son voile, et qui, au moyen d'un appareil posé par nous, fut radicalement guéri, l'auteur de cet article entre dans les considérations suivantes :

« Ce n'est guère que dans les temps modernes qu'on a étudié sérieusement les moyens propres à remédier aux divisions congénitales ou acquises de la voûte du palais et de son voile. La staphylorrhaphie, autrefois préconisée par Roux, qui obtint quelques succès, est actuellement tout à fait abandonnée par les chirurgiens les plus illustres. La staphylorrhaphie est une mauvaise opération, parfois dangereuse, qui ne réussit souvent que dans la première jeunesse, alors précisément qu'elle est impraticable pour beaucoup de raisons ; en outre, les malades ne guérissent jamais complètement par ce procédé : l'acte de la phonation est toujours imparfait.

« L'art de remédier aux fissures palatines par des moyens artificiels n'est pas nouveau. Ambroise Paré donne dans ses œuvres le dessin d'un appareil destiné à remplacer la voûte et le voile du palais ; mais la construction d'un appareil propre à atteindre ce but exige une précision extrême, et ce n'est que dans ces derniers temps qu'on est arrivé à un résultat complètement satisfaisant. Il est facile, en effet, de comprendre combien le problème mécanique est difficile à résoudre ; on peut sans trop de difficulté donner une souplesse suffisante à la plaque de caoutchouc destinée à remplacer le voile du palais ; mais comment remédier à l'action musculaire dont cette plaque est naturellement dépourvue ? Il fallait créer une force factice capable de relever le voile du palais dans la proportion exactement suffisante pour permettre l'acte de la phonation ; il fallait aussi que la longueur de l'appareil fût calculée avec la plus rigoureuse précision, car s'il se prolonge un peu trop en arrière, il agit comme un corps étranger dans le pharynx et provoque des nausées, et s'il est trop court ou pas assez souple, la prononciation et la déglutition sont imparfaites ; la plus petite portion excédante ou manquante de cet organe artificiel influe immédiatement sur son rôle dans la phonation et la déglutition.

« M. Préterre est parvenu à résoudre le problème de la façon la plus complète au moyen d'appareils en caoutchouc extrêmement simples ; il est arrivé, quel que soit le degré d'infirmité du sujet, à remédier avec un succès complet à toutes les divisions congénitales ou accidentelles de la voûte du palais et de son voile. Les malades porteurs de ces appareils arrivent à parler aussi facilement que tout le monde, ainsi que cela a été du reste constaté par les plus illustres chirurgiens des hôpitaux de Paris. — On se tromperait grossièrement si on supposait que c'est *immédiatement* après la pose d'un appareil prothétique que la parole est rendue aux malades : *il faut leur apprendre à parler.*

« L'éducation des individus atteints de division congénitale de la voûte et du voile du palais est longue et difficile. Elle dure ordinairement de trois à six mois. Si nous n'avions pas assisté aux leçons très longues que M. Préterre est obligé de faire donner à ses clients, nous n'aurions jamais cru qu'il fût si difficile d'apprendre à parler à des individus de tout âge. M. Préterre s'est trouvé dans la nécessité de créer une méthode d'enseignement nouvelle. C'est sur l'imitation qu'elle est basée. L'individu fait avec la langue et les lèvres les mouvements qu'on lui indique ; le plus souvent, il faut lui répéter le même mouvement un grand nombre de fois avant qu'il parvienne à l'exécuter parfaitement. »

Nous ajouterons à ce qui précède que l'importance de l'éducation des sujets atteints de division palatine est, ainsi que le fait avec raison observer Sédillot, généralement méconnue. Sans doute, l'appareil prothétique réussit admirablement à remédier à la fissure qu'il doit combler, mais il ne peut presque jamais avoir pour résultat de donner ou de rendre immédiatement la parole aux sujets qui en sont porteurs.

Cette vérité, devenue vulgaire pour nous et pour ceux qui ont entendu nos leçons, a toujours été une des difficultés de notre pratique par les ennuis et les questions toujours semblables qu'elle nous a suscités. Les sujets porteurs de nos appareils et leurs parents s'étonnent constamment que la parole ne suive pas immédiatement la pose de l'appareil. Ce n'est qu'avec les plus grandes difficultés que nous réussissons à leur faire comprendre qu'un individu qui n'a jamais bien parlé se trouve exactement dans la position d'un enfant qui vient de naître, et pis encore, puisqu'il a contracté fatalement de mauvaises habitudes ; ou, si on le préfère, dans celle d'un homme arrivé à toute la plénitude de son intelligence, mais à qui on voudrait faire parler une langue alors qu'il ne l'a jamais apprise. L'individu, enfant ou adulte, à qui nous venons de poser un appareil est dans ce cas ; il faut que nous lui apprenions à se servir de son appareil, à corriger un à un tous ses défauts de prononciation, en un mot à parler, absolument comme on enseigne à se servir d'un violon, d'un piano ou de tout autre instrument de musique, avec cette différence toutefois qu'il ne nous faut que quelques semaines pour apprendre à parler à un sujet porteur d'un appareil, tandis qu'il faut des années pour être en état de se servir d'un instrument de musique.

Il n'est pas inutile d'ajouter que l'enseignement de la parole n'a d'utilité que pour les sujets atteints, de naissance, de division palatine. Quant à ceux dont la fissure résulte d'un accident, la parole leur est rendue immédiatement après la pose de l'appareil : c'est là précisément ce qui constitue la différence entre les individus atteints, de naissance, de divisions palatines et ceux chez lesquels cette infirmité provient d'un accident. Ce sont en réalité deux infirmités très distinctes ; et la similitude apparente qui existe entre elles est la source d'erreurs journalières commises par des personnes fort instruites qui ne parviennent pas à saisir la différence qui sépare ces deux affections, au point de vue de l'éducation.

« M. Préterre, dit l'auteur de l'article cité plus haut, a eu une heureuse idée que tous les chirurgiens devraient imiter. Il a fait exécuter en plâtre le modèle de tous les individus auxquels il a posé des pièces artificielles, non seulement dans les cas de fissures palatines, mais encore dans ceux très nombreux des diverses lésions traumatiques ou congénitales de la bouche, résections partielles ou totales des mâchoires inférieures ou supérieures, nécroses ou perforations, difformités dentaires, blessures produites par les armes à feu, etc. On sait, en effet, que M. Préterre a été chargé, dans les hôpitaux, des restaurations buccales les plus difficiles sur les victimes des dernières guerres de Crimée, d'Italie et du Mexique. L'espèce de musée qu'il a ainsi créé est extrêmement curieux. Les médecins peuvent le visiter librement dans son établissement, 29, boulevard des Italiens, et se rendre compte, en quelques minutes d'examen, des résultats admirables auxquels cette branche de la chirurgie est arrivée dans ces dernières années. »

MUSÉE DES RESTAURATIONS BUCCALES

La collection qui compose notre musée se trouve actuellement exposée dans notre cabinet, boulevard des Italiens, n° 29, où on peut venir la visiter. Nous allons donner la nomenclature de quelques-unes des pièces qui la composent.

Rappelons, d'abord, que ce musée renferme les appareils prothétiques construits pour les hôpitaux civils et militaires et pour la clientèle civile, dans les cas suivants : becs-de-lièvre simples ou doubles, gueules-de-loup, résections partielles ou totales des mâchoires inférieure ou supérieure, nécroses phosphorées, perforations palatines simples ou multiples, accidents syphilitiques tertiaires, difformités dentaires, anomalies, etc., etc. Ce sont des duplicata des appareils construits pour les malades blessés ou opérés, confiés à nos soins par MM. les docteurs Nélaton, Trousseau, Ricord, Velpeau, Maisonneuve, Chassaignac, Robert, Chomel, Demarquay, Monod, Malgaigne, Piorry, Denonvilliers, Larrey, Huguier, Gosselin, Verneuil, Broca, Michon, Richet, Pallanciano (de Naples), Simpson (d'Edimbourg), Marion Sims, Langenbeck, etc., etc., et ils peuvent être divisés ainsi qu'il suit :

1° Restaurations du maxillaire supérieur et du maxillaire inférieur, après leur ablation totale ou partielle;

2° Obturateurs des fissures congénitales ou acquises de la voûte et du voile du palais, remplaçant non seulement la substance perdue, mais rétablissant les fonctions; déviations de mâchoires ;

3° Restaurations des plaies d'armes de guerre, pièces commandées par le Gouvernement français pour les blessés de Crimée, d'Italie et de la guerre franco-allemande, etc. ;

4° Pièces diverses dont la nature n'a pas permis le classement.

DIVISIONS PALATINES

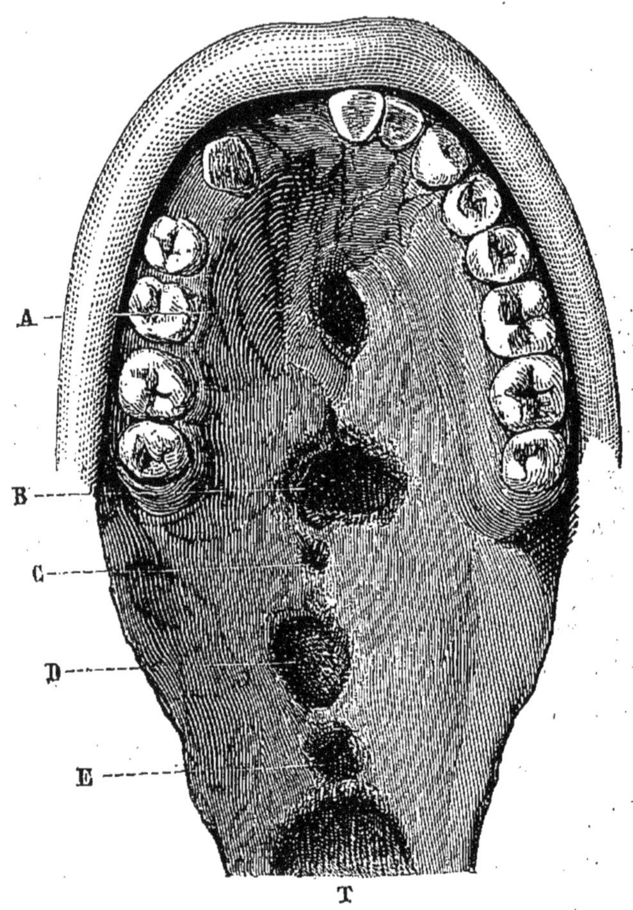

Fig. 102. — Divisions palatines. — Cinq perforations dans la voûte et le voile du palais représentées par les lettres A B C D E.

Cette planche ainsi que les suivantes sont extraites de notre ouvrage spécial sur les divisions et perforations palatines.

DIVISIONS PALATINES

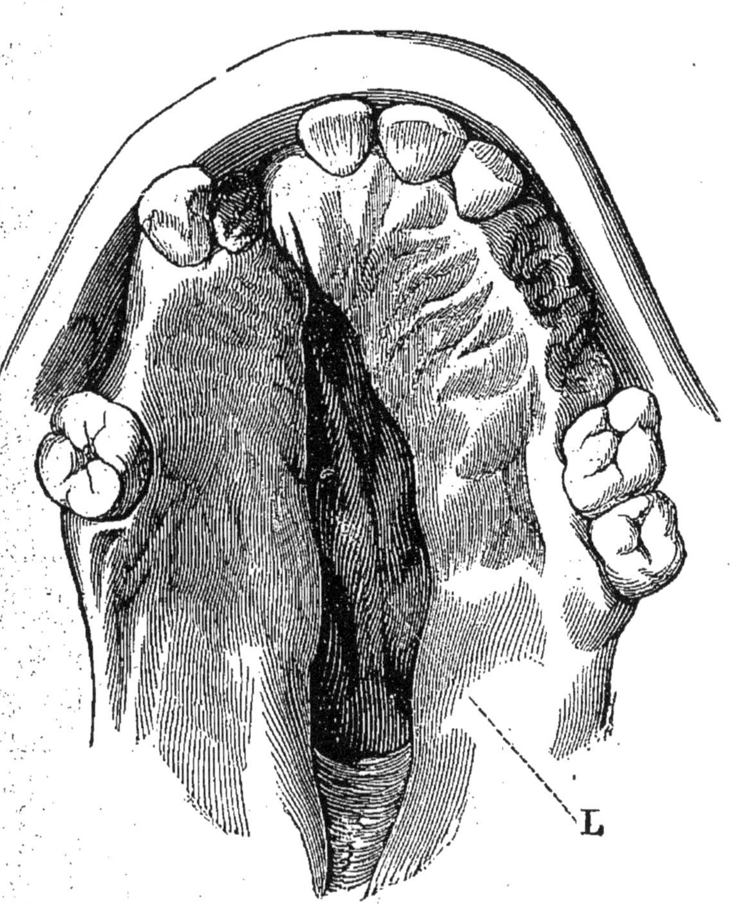

Fig. 103. — Division congénitale de la voûte et du voile du palais
entièrement guérie par un de nos appareils.

DIVISIONS PALATINES

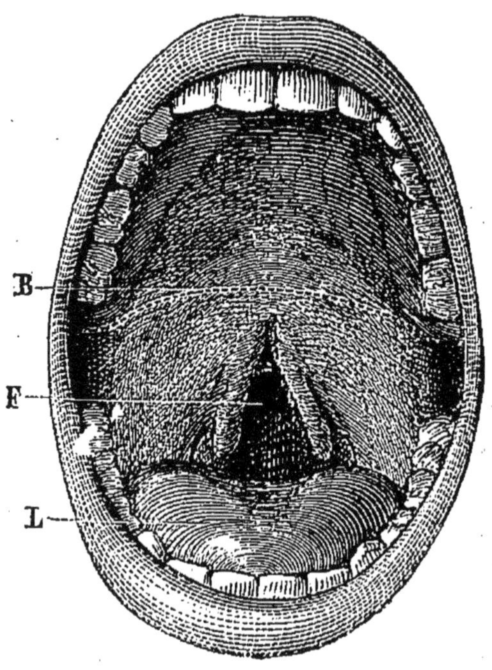

Fig. 104. — Division congénitale
du voile du palais chez deux jeunes jumelles
que nous avons traitées.

DIVISIONS PALATINES

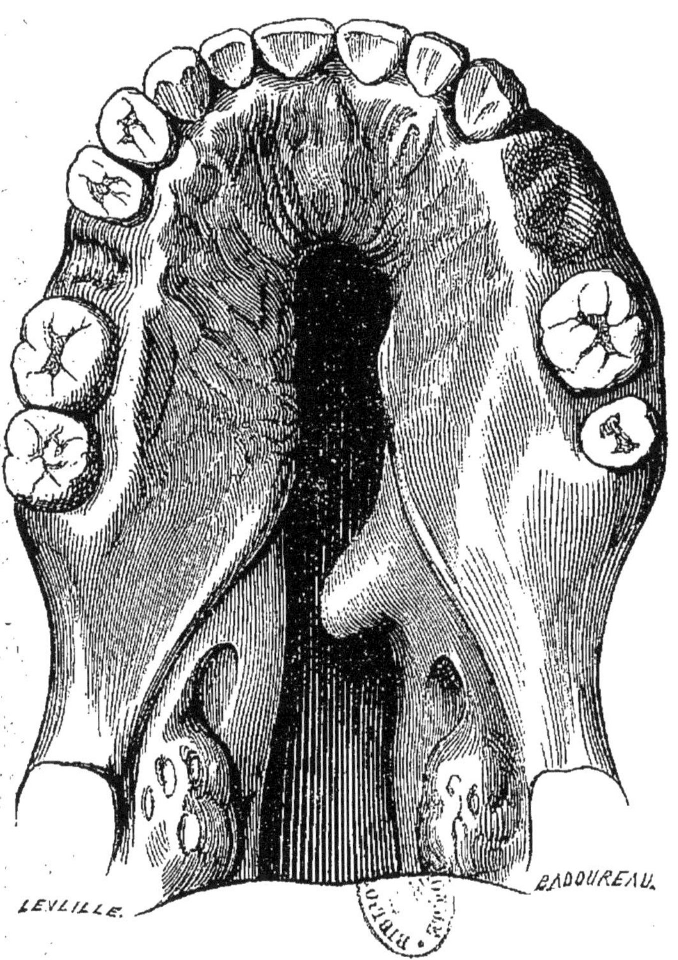

Fig. 105. — Division congénitale du voile et de la majeure partie de la
voûte palatine entièrement guérie par un de nos appareils.

APPAREILS POUR DIVISIONS PALATINES

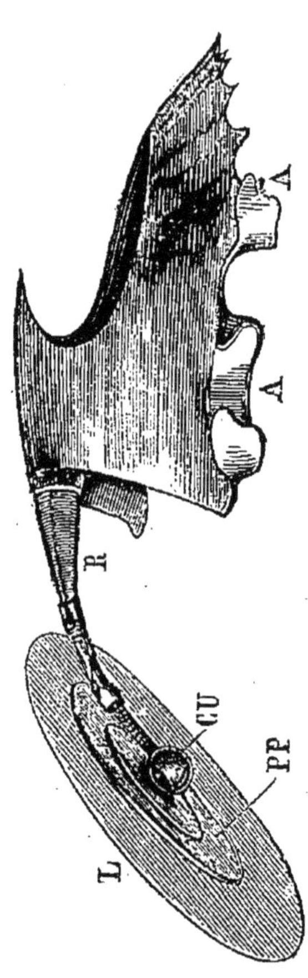

Fig. 106. — Obturateur-Préterre pour perforation du voile du palais. — Appareil à ressort, et charnière sur boule.

DIVISIONS PALATINES

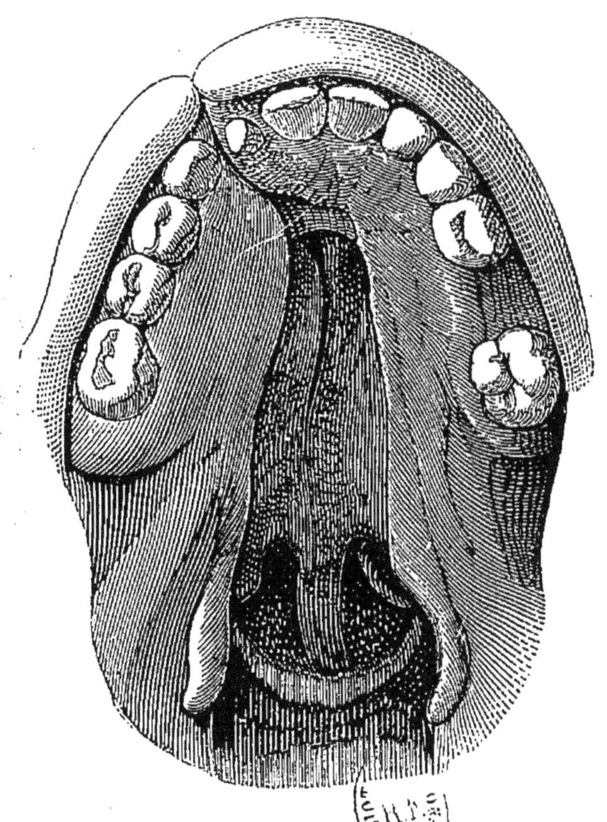

Fig. 107. — Division congénitale de la voûte et du voile du palais
entièrement guérie par un de nos appareils.

DIVISIONS PALATINES

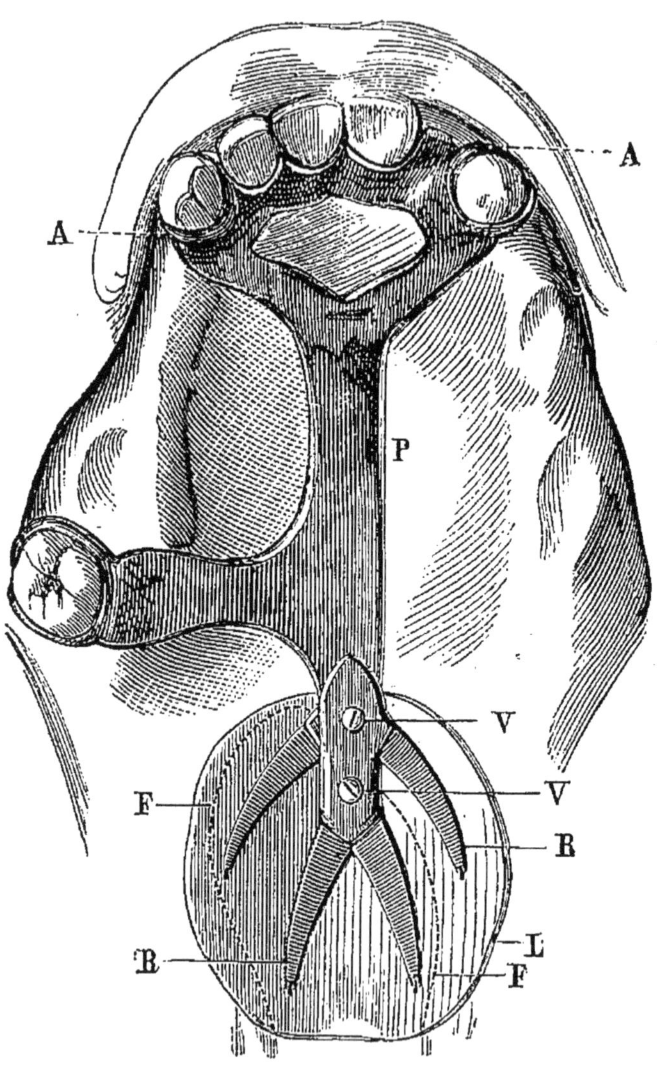

Fig. 108. — Appareil obturateur-Préterre,
posé à la suite d'une lésion accidentelle du voile du palais.
La ligne ponctuée représente la lésion.

RESTAURATION BUCCALE

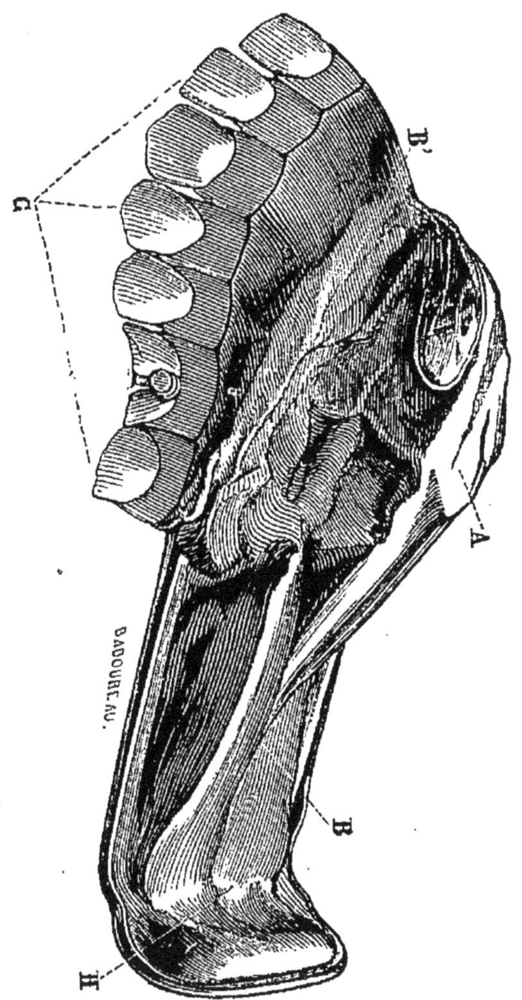

Fig. 109. — Maxillaire supérieur gauche avec voile du palais.

12.

Voici maintenant un extrait du catalogue de ce musée (1) :

NÉLATON. Obturateur pour une fenestre palatine pratiquée pour l'enlèvement d'un polype nasopharyngien. (*Hôp. des cliniq.*)

DEMARQUAY. Obturateur à ressort pour une division syphilitique. (*Maison municipale de santé.*)

RICORD. Obturateur à ressorts palmés pour division syphilitique du voile du palais. (*Hôp. du Midi.*)

TROUSSEAU. Obturateur à boule excentrique pour une perforation du voile du palais. (*Hôtel-Dieu.*)

VELPEAU. Obturateur à cage métallique pour division congénitale du voile du palais.

DENONVILLIERS. Obturateur à cage pour division congénitale de la voûte et du voile du palais ; résection de l'os incisé et chéiloplastie ; l'obturateur est porteur de quatre dents incisives. (*Hôp. Saint-Louis.*)

DEBOUT. Obturateur mi-rigide, mi-souple, appliqué pour division congénitale de la voûte et

____

(1) Nous ne comprenons pas dans cette énumération les appareils que nous avons construits pour les blessés de la dernière guerre avec l'Allemagne. Nous réservons leur description pour une publication spéciale.

du voile du palais, avec un plein succès, chez un malade qui avait subi (1847) une opération infructueuse de staphylorrhaphie, par M. Roux. (*Présenté à la Société de chirurgie le 26 juillet* 1862.)

MOUNIER. Appareil destiné à combler une perte de substance résultant d'une fracture comminutive du maxillaire supérieur, avec destruction de la portion palatine et de toute l'arcade dentaire du côté gauche, à l'exception des trois molaires du côté gauche. (*Plaie d'arme à feu. — Bataille de Magenta.*)

Baron LARREY et PERRIN. Restauration du maxillaire inférieur brisé comminutivement par une balle qui avait emporté en même temps une partie de l'arcade dentaire du côté droit. (*Présenté à l'Acad. imp. de méd. — Bataille de Magenta.*)

BAIZEAU. Appareil destiné à remplacer tout le corps de la mâchoire inférieure, détruit par une balle qui, en même temps, avait enlevé la presque totalité de la langue et rendu par là impossibles la mastication et la déglutition; ces désordres déterminaient une perte de salive et des troubles de la digestion, auxquels cet appareil a également remédié. — Présenté au Conseil de santé des armées. (*Hôpital du Val-de-Grâce. — Bataille de Solférino.*)

Beyran. Restauration de la portion droite et de l'angle du maxillaire inférieur après fracture comminutive par un coup de feu. (*Assaut de Malakoff.*)

Legouest. Appareil contentif appliqué pour la destruction du maxillaire inférieur et du menton par une balle. (*Val-de-Grâce.*)

Cet appareil a eu surtout pour résultat de remédier au chevauchement des dents et autres désordres, suites inévitables de la perte du maxillaire inférieur, sur la voûte palatine et sur l'arcade dentaire supérieure. (*Bataille de Montebello.*)

Maisonneuve. Restauration d'une portion du maxillaire supérieur après son ablation. (*Malade présenté à l'Académie de médecine. — Hôpital de la Pitié.*)

Michaux (de Louvain). Restauration du maxillaire supérieur droit, enlevé pour une tumeur myéloïde.

Maisonneuve. Maxillaire inférieur en totalité, pour remplacer le maxillaire inférieur enlevé pour une tumeur de nature fibreuse développée dans le corps de l'os, et s'étendant de chaque côté, du droit principalement. (*Présenté à l'Académie de médecine. — Hôpital de la Pitié.*)

Broca. Obturateur pour une division de la voûte et du voile du palais. (*Hôpital de Bicêtre.*)

Parise (de Lille). Maxillaire supérieur gauche et moitié latérale de l'ethmoïde du même côté, entièrement remplacés à la suite de leur ablation nécessitée par une tumeur fibro-plastique. Cet appareil est porté depuis dix-huit ans.

Chassaignac. Obturateur pour une nécrose du maxillaire supérieur avec perforation de la voûte palatine.

Nélaton et Sédillot. Appareil destiné à combler une double fissure palatine.

Cet appareil est porté depuis douze ans, et comme il s'agissait ici de traumatisme, les résultats ont été immédiats ; nul n'eût pu soupçonner l'infirmité du malade.

Cullerier. Obturateur pour une fissure syphilitique du voile du palais. Il offre ceci de particulier que le ressort qui soutient la fente du voile du palais est de forme entièrement circulaire. (*Hôpital du Midi.*)

Nélaton. Appareil pour la cautérisation de la voûte palatine.

Cet appareil a permis à M. le professeur Nélaton d'employer pour la première fois un procédé qui lui était propre pour la destruction, au moyen d'un chlorure de zinc, d'une tumeur encéphaloïde, dont l'état de dégénérescence faisait redouter l'hémorrhagie. (*Clinique de la ville.*)

Lacombe (de Périgueux). Deux appareils pour deux jeunes jumelles. (*Division congénitale.*)

Dunglas. Nez artificiel pour masquer la destruction, par un cancer, de toute la partie droite de l'aile à la racine. (*Faculté de Lima.*)

Huguier. Appareil appliqué sur la couverture d'un abcès du sinus maxillaire qui avait entraîné la nécrose et la destruction du sinus et de l'arcade dentaire du côté gauche. (*Hôpital Beaujon.*)

Michon. Appareil pour combler la cavité résultant d'une ablation d'une portion du maxillaire supérieur pour une nécrose de cet os. (*Hôpi- de la Pitié.*)

Vallet (d'Orléans). Obturation pour une division congénitale de la voûte et du voile du palais.

BERTHERAND (d'Alger). Destruction complète du
    nez et de la voûte de la palatine, légère perte
    de substance de la portion moyenne du maxil-
    laire inférieur. — Restauration mécanique de
    toutes ces parties (suite de tentative de sui-
    cide). Présenté à la Société de chirurgie,
    28 avril 1863. (*Hôpital d'Alger.*)

LAVERAN. Obturateur pour une perforation palatine
    avec perte des incisives par suite d'ulcération
    syphilitique. (*Hôpital militaire du Val-de-
    Grâce.*)

RICHET. Nez artificiel pour accidents spécifiques.
    (*Hôpital de la Pitié.*)

JARJAVAY. Appareil construit pour un malade de
    son service et qui portait une fistule et une
    nécrose du sinus maxillaire. Cette pièce est
    construite sur dès dentiers à succion, com-
    plètement isolée des dents restantes, et fixée
    au palais par le seul moyen d'une chambre à
    air. (*Hôpital Saint-Antoine.*)

VERNEUIL. Obturateur appliqué après une opéra-
    tion de staphylorrhaphie; le voile a pu être
    réuni en partie; les portions dures de la
    voûte, séparées par un trop grand espace,
    n'ont pu être rapprochées, et la fermeture de
    l'orifice restant a nécessité l'emploi de cet
    appareil. (*Hôtel-Dieu.*)

Monod. Obturateur fenêtré avec luette articulée, appareil porté depuis onze ans. (*Maison municipale de santé.*)

Malgaigne. Obturateur à cage en or pour division congénitale de la voûte et du voile du palais. Cet appareil est l'un des plus élémentaires que nous ayons construits, mais il a donné néanmoins des résultats assez satisfaisants, car nous n'avons pu obtenir du malade qu'il fût remplacé par un plus perfectionné. (*Hôpital Beaujon.*)

Langenbeck (de Berlin). Modèle d'une pièce exécutée pour un malade auquel on avait pratiqué l'ablation du maxillaire supérieur dans sa totalité à la suite d'un cancer de cette région.

Goffres. Appareil rétablissant la symétrie de l'arcade dentaire inférieure détruite par une tentative de suicide. La figure de cet appareil représente une arcade dentaire supplémentaire et appliquée extérieurement à l'arcade dentaire restante et rétrécie de plus d'un tiers par la blessure. (*Hôpital militaire de Vincennes.*)

Goffres. Un appareil pour remédier à la perte de six dents antérieures de la mâchoire supérieure et d'une portion de l'os incisif emportée par un coup de pied de cheval. (*Même hô-pital.*)

HARDY. Obturateur pour division congénitale du voile du palais. — Sujet déjà opéré par M. Roux.

MARJOLIN. Obturateur du voile du palais, seule division congénitale sur un sujet âgé de 11 ans. (*Hôpital des enfants malades Sainte-Eugénie.*)

SIMPSON (d'Edimbourg). Obturateur pour une division très large de la voûte et du voile du palais.

GOSSELIN. Obturateur après staphylorrhaphie, le voile seul ayant pu être réuni. (*Hôpital Co-chin.*)

BOUCHUT. Obturateur pour une division d'origine syphilitique de la voûte et du voile, simulant par sa disposition une division congénitale chez une petite fille de 11 ans.

Nous avons pu faire profiter cette enfant de la disposition nouvelle de nos appareils, que nous appliquons aux cas congénitaux. (*Hôpital Sainte-Eugénie.*)

CUSCO. Appareil destiné à combler la perte de substance résultant de l'ablation d'une portion du maxillaire supérieur, suite de nécrose.

Cet appareil est en place depuis six ans. (*Hôpital de la Salpêtrière.*)

C**alvo**. Appareil à voile mobile pour une nécrose syphilitique d'une portion antérieure du maxillaire supérieur, suite de nécrose, obturant deux cavités dans la voûte palatine et une fissure dans le voile du palais. (*Dispensaire spécial.*)

V**elpeau**. Nez artificiel.

J**obert de** L**amballe**. Appareil contentif à la mâchoire supérieure et maxillaire artificiel pour remédier aux suites d'une ablation de cet os du côté gauche.

N**élaton**. Pièce destinée à combler la perte de substance résultant de l'ablation du maxillaire supérieur gauche, pour une tumeur myéloïde.

Cet appareil offre de nombreuses particularités de forme et de construction qui ne peuvent trouver place ici. L'appareil est en place depuis sept ans, et donne les meilleurs résultats. (*Hôpital des Cliniques*)

G**alezowski**. Restauration du maxillaire supérieur, suite d'une mutilation de la face par arme à feu pendant la dernière insurrection de Pologne.

Appareils construits pour les blessés de la guerre de 1870-1871.

L'énumération des nombreux appareils que nous avons construits pour les blessés de la dernière guerre nous entraînerait trop loin. Nous nous bornons à donner ici la liste de quelques-uns des médecins sur la demande desquels ils ont été construits.

Ambulance du Grand-Hôtel, Services des Drs Vidal, Chenu, Boinet, Nélaton, Jules Guérin, etc.

Hôpital Saint-Martin. Service du Dr Lacronique.

Ambulance du Luxembourg. Services des Drs Amussat, Danet, etc..

Val-de-Grâce. Services des Drs Péan, Béranger-Féraud, Perrin, Gaujaud.

Hôpital Cochin. Service du Dr Saint-Germain.

Hôpital des Sourds-muets. Service des Drs Dubreuil, Pingaud.

Hôpital Saint-Antoine. Service des Drs Horteloup, Gaujot.

Ambulance du Jardin des Plantes. Service des Drs Polaillon, Gaujot.

Hôpital de la Salpêtrière. Service des Drs Cruveilher, Spillmann.

Hôpital Beaujon. Service du Dr Duplay.

Ambulance du Corps législatif. Services des Drs Mundy, Mosely et Hottot.

Charité. Services des Drs Denouvilliers, Gosselin, etc.

Ambulance de la Maison-Blanche. Service du Dr Ley.

13.

Lariboisière. Service du Dr Verneuil.

Hôtel-Dieu. Service des Drs Laugier, Maisonneuve et Alph. Guérin.

Ambulance du Sénat. Service du Dr Bouillet.

Maison de Santé. Service du Dr Demarquay.

Invalides Service du Dr Lesieur.

Ambulances de la Presse. Services des Drs Ricord, Calvo, Nicaise, etc.

Hôpital Necker. Service du Dr Desormeaux.

Ambulance d'Ivry. Service du Dr Tremblay.

Ambulance de Longchamp. Service du Dr Périer.

Hôpital Saint-Louis. Service du Dr Panas.

Salpêtrière. Dr Luys.

Ambulance de la rue des Fourneaux. Service du Dr Gustave le Bon.

TABLE DES MATIÈRES

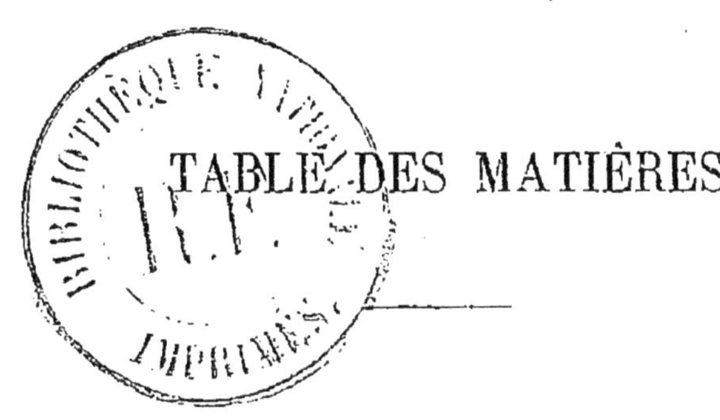

Les consultations ont lieu de 2 à 4 heures. — Les extractions au protoxyde ont plus particulièrement lieu à 3 heures.

DIJON, IMP. DARANTIERE, RUE CHABOT-CHARNY.